Aleksej Thorevskij

# Condições de emergência em oncologia

**Aleksej Thorevskij**

# Condições de emergência em oncologia

Condições de emergência em pacientes com tumores malignos e terapia intensiva

**ScienciaScripts**

**Imprint**

Any brand names and product names mentioned in this book are subject to trademark, brand or patent protection and are trademarks or registered trademarks of their respective holders. The use of brand names, product names, common names, trade names, product descriptions etc. even without a particular marking in this work is in no way to be construed to mean that such names may be regarded as unrestricted in respect of trademark and brand protection legislation and could thus be used by anyone.

Cover image: www.ingimage.com

This book is a translation from the original published under ISBN 978-620-6-14303-1.

Publisher:
Sciencia Scripts
is a trademark of
Dodo Books Indian Ocean Ltd. and OmniScriptum S.R.L publishing group

120 High Road, East Finchley, London, N2 9ED, United Kingdom
Str. Armeneasca 28/1, office 1, Chisinau MD-2012, Republic of Moldova, Europe
Printed at: see last page
**ISBN: 978-620-5-77962-0**

Copyright © Aleksej Thorevskij
Copyright © 2023 Dodo Books Indian Ocean Ltd. and OmniScriptum S.R.L publishing group

# Condições de emergência em oncologia

Alexei Valentinovich Tkhorevsky

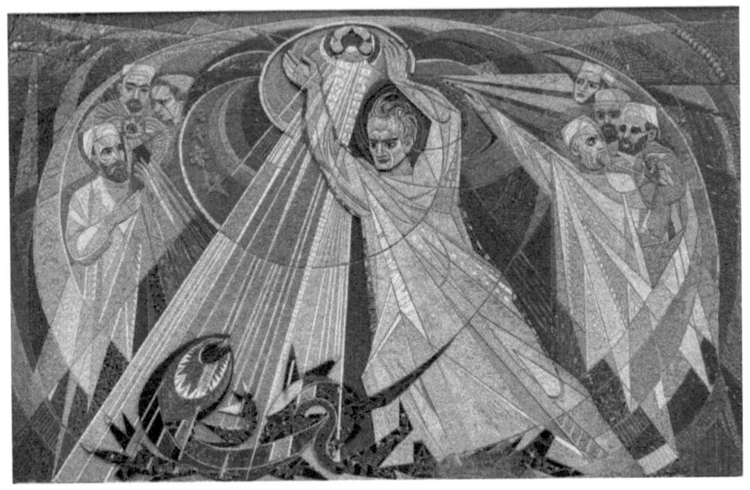

Vitória - Galina Zubchenko, Grygoryi Pryshedko (Instituto Nacional Sapseur, Kyiv)

# INTRODUÇÃO

O cancro é frequentemente visto como uma doença lenta e prolongada, com um início insidioso de sintomas e sinais. No entanto, existem frequentemente condições clínicas que requerem avaliação e tratamento urgentes. O tratamento cirúrgico leva a uma melhor sobrevivência e a uma redução da morbilidade. A maioria das emergências oncológicas ocorrem cedo no decurso da doença e estão relacionadas com a gravidade do processo tumoral ou os efeitos dos medicamentos quimioterápicos, mas algumas podem ocorrer mais tarde no decurso do tratamento ou mesmo em caso de recaída. Os doentes podem também ter outras comorbilidades, tais como doença arterial coronária, acidente vascular cerebral ou hiperglicemia, que podem não estar relacionadas com o cancro. Os doentes com cancro devem ser sempre avaliados da mesma forma que os doentes sem a doença. Um exame clínico abrangente de cada paciente ajudará a identificar problemas numa fase precoce.

Este livro analisa as condições médicas específicas dos pacientes com tumores malignos. São expostos os protocolos clínicos da Sociedade Europeia de Oncologia Médica (ESMO) e outros protocolos modernos para o tratamento e prevenção de condições de emergência em doentes com cancro. Cada capítulo é acompanhado por uma lista de leitura recomendada. São discutidos exemplos de problemas clínicos com um algoritmo passo-a-passo.

O livro será útil a todos os médicos que tratam nobremente esta doença.

O autor gostaria de expressar os seus sinceros agradecimentos aos fundadores e à direcção do Centro Médico Yuri Prokopovich Spizhenko "Clínica Spizhenko", em cujas paredes este trabalho foi realizado, aos meus amigos do Instituto Nacional do Cancro, aos meus supervisores (que sempre sublinharam que não há "pequenas coisas" nos cuidados intensivos), à minha família, amigos e colegas (que me ajudaram a ser forte e confiante).

O material foi traduzido e recolhido por Alexey Valentinovich Tkhorevsky, Professor Associado, Departamento de Anestesiologia, UVMA.

# CONTEÚDO


CAPÍTULO 1. O IMPACTO DO CANCRO NOS ÓRGÃOS E SISTEMAS ................ 6

CAPÍTULO 2. HIPERSENSIBILIDADE INDUZIDA PELA QUIMIOTERAPIA.

GESTÃO DAS REACÇÕES DE INFUSÃO À TERAPIA ANTICANCERÍGENA

SISTÉMICA: DIRECTRIZES CLÍNICAS ESMO ........................................ 38

CAPÍTULO 3. EMERGÊNCIAS EM ONCOLOGIA ................................................ 49

CAPÍTULO 4 CUIDADOS DE APOIO ÀS COMPLICAÇÕES DO CANCRO ........ 112

CAPÍTULO 5. IMPLICAÇÕES DA QUIMIOTERAPIA E DA RADIOTERAPIA

PARA OS CUIDADOS ANESTÉSICOS ................................................ 161

# CAPÍTULO 1. O IMPACTO DO CANCRO NOS ÓRGÃOS E SISTEMAS

*Sistema nervoso central*

*Alteração do estado mental.*

A alteração do estado mental é a manifestação mais comum do envolvimento do sistema nervoso central (SNC) em doentes com cancro na unidade de cuidados intensivos (UCI). Os diagnósticos diferenciais comuns são discutidos abaixo. Se estes puderem ser excluídos, e o doente não tiver sido medicado em excesso com sedativos ou analgésicos narcóticos, a sepsis deve ser excluída no doente. A alteração do estado mental é um sinal fiável, embora não específico, de sepsis, que está associado a uma elevada taxa de mortalidade em doentes com cancro.

1. *Lesões volumétricas intracranianas*

História de dores de cabeça, náuseas, vómitos ou convulsões combinadas com edema cerebral e outros sinais. A pressão intracraniana elevada sugere danos vasculares intracranianos. Um aumento moderado da pressão intracraniana é relativamente bem tolerado por si só, mas quando a pressão intracraniana se torna crítica, a matéria cerebral mover-se-á na direcção da menor resistência, levando à formação de uma protuberância inter-cerebral através da dura-máter ou *forame magno.*

2. *Tumores primários do SNC*

Manifestam-se por sinais neurológicos focais, dependendo de
da localização.

3. *Tumores secundários (metastáticos)*

Aproximadamente 15-30% dos tumores secundários são acompanhados por convulsões de primeira ordem. As malignidades comuns associadas a metástases no cérebro incluem mama, pulmão, rim e melanoma.

4. *Hemorragia cerebral*

A hemorragia cerebral está associada à leucemia promielocítica aguda, como uma complicação directa de metástases cerebrais ou trombocitopenia associada.

5. *Hematoma subdural*

Os hematomas subdurais agudos são acompanhados por flutuações no nível de consciência e hemiparesia.

6. *Abcesso cerebral*

O abcesso cerebral é responsável por 30% das infecções do SNC em doentes com cancro.

a) O aumento clinicamente aparente da pressão intracraniana e os défices neurológicos são sinais tardios.

b) Normalmente manifestado por febre, dores de cabeça, sonolência, confusão e convulsões.

c) Comumente vistos em doentes com leucemia ou tumores na cabeça e pescoço.

*Outras razões para alterações do estado mental em pessoas gravemente doentes*
*doentes com cancro*

1. *metástases leptomeníngeas*

a) Pode mostrar sinais de aumento da pressão intracraniana e hidrocefalia.

b) Leucemia aguda, linfoma e cancro da mama, bem como carcinomas do sistema nervoso central, são causas frequentes.

2. Acidente vascular encefálico (AVC). Ocorre frequentemente em doentes com cancro. Como em todos os doentes, os CVC podem ser trombóticos, hemorrágicos ou embólicos por natureza.

a) A maioria dos pacientes tem sinais neurológicos focais e dores de cabeça.

b) As convulsões são comuns, especialmente nas perturbações hemorrágicas da circulação cerebral.

c) O DIC embólico em doentes com cancro pode ser associado a embolias sépticas, especialmente em doentes com infecções fúngicas (por exemplo, a aspergilose).

3. *encefalopatias metabólicas*. Letargia, fraqueza, sonolência, coma, agitação ou psicose, convulsões focais ou generalizadas podem todas resultar de distúrbios metabólicos. A ausência de sinais neurológicos focais sugere encefalopatia metabólica.

Exemplos incluem:

(a) Hipercalcemia

(b) hiponatremia

(c) Hipomagnesemia

(d) Hipoglicémia

(e) Uraemia

(f) Hiperglicemia (por exemplo, acidose hiperosmolar não-cetótica)

(g) Encefalopatia de Wernicke

h) Distúrbios do metabolismo da porfirina

4. *Apreensões/estado postictal*. Um estado postictal é frequentemente visto após uma convulsão com um início generalizado; caracteriza-se por sono profundo, dores de cabeça, confusão e dores musculares e dura de alguns minutos a várias horas. Ocasionalmente, a paralisia de Todd (um défice neurológico transitório, geralmente fraco, no membro oposto ao foco da actividade eléctrica patológica) pode ser detectado durante este período. Os doentes com tumores primários e secundários (especialmente tumores hemisféricos) têm convulsões na maioria dos casos.

a) O diagnóstico diferencial exclui CVCs, infecção do SNC, lesões cerebrais ou retirada de medicamentos e cancro do sistema nervoso central como causas de convulsões.

b) No período imediato após o ataque, podem ser encontrados sinais de mordedura da língua, perda do controlo da bexiga/bacia e reflexos de flexão plantares.

c) A presença de sinais focais lateralizados sugere que as apreensões podem ter uma origem focal.

d) O coma prolongado após uma convulsão generalizada ou hemiparesia transitória (paralisia de Todd) após uma convulsão jacksoniana, focal ou generalizada é mais comum em doentes com convulsões secundárias a uma lesão focal do que naqueles com convulsões devido a outras condições.

5. *Leucóstase cerebral*

Em doentes com hiperleucocitose (definida como contagem de glóbulos brancos no sangue periférico >100 000/mm3), os coágulos de glóbulos brancos podem causar oclusão vascular cerebral, e a clínica pode apresentar visão turva, tonturas, ataxia, estupor ou coma ou hemorragia intracraniana.

a) A hemorragia ocorre como resultado de um bloqueio leucostático arteríolas e capilares com danos celulares endoteliais, fugas capilares e destruição de pequenos vasos.

b) As hemorragias da retina são indicativas de cancro: sistema nervoso central com hemorragias intracranianas, pelo que um exame minucioso deve ser realizado frequentemente.

6. Síndrome de viscosidade aumentada (EPS)

Aumentos excessivos nos níveis de paraproteína sérica ou A leucocitose marcada pode levar a um aumento da viscosidade do soro, formação de lodo e diminuição da perfusão da microcirculação com a estase. Pode afectar qualquer sistema orgânico; contudo, as manifestações clínicas características são observadas nos pulmões e no SNC.

a) Os pacientes podem ter perturbações visuais ou perda de visão.

b) Retinopatia característica presente com dilatação venosa (com "elo de salsicha" ou segmentação "vagão"), microaneurismas, hemorragias, exsudado e por vezes edema.

c) Alterações vasculares semelhantes podem ser observadas na zona de bulbar da conjuntiva.

d) Outras manifestações clínicas podem incluir dores de cabeça, tonturas, convulsões jacksonianas e generalizadas, sonolência, letargia, coma e distúrbios auditivos, incluindo perda auditiva.

*7. Infecções do SNC*

Os doentes com cancro são susceptíveis a várias infecções do SNC, incluindo meningite, abcesso cerebral, e encefalite.

a) A meningite é mais comum em doentes com imunidade celular mediada e é geralmente causada por Cryptococcus neoformans ou Listeria monocytogenes.

b) Os doentes com meningite têm febre, dores de cabeça e alterações no estado mental.

c) Todos os doentes com cancro com febre e estado mental alterado devem ter uma punção lombar precedida por

tomografia computorizada (TAC) da cabeça (se houver suspeita de lesões cerebrais).

d) A encefalite é mais frequentemente causada por vírus de herpes (simplex ou zoster) ou Toxoplasma gondii.

(e) Os doentes com encefalite geralmente apresentam sinais de irritação meníngea (febre, dores de cabeça, rigidez do pescoço) e sinais de alteração do estado mental. A confusão pode progredir para estupor e coma; sinais neurológicos focais e convulsões são comuns.

***Compressão da medula espinal***. Compressão significativa da medula espinhal resulta de metástases epidurais e é mais comum ver-se no cancro da mama, do pulmão ou da próstata com doença disseminada.

Normalmente, a queixa principal é a dor nas costas (90% dos pacientes), que pode ser acompanhada de fraqueza, disfunção autonómica, distúrbios sensoriais, ataxia e reflexos de flexão. Os défices neurológicos são determinados pelo nível de envolvimento da medula espinal.

1. A compressão por metástase surge normalmente a partir de três locais:

(a) Coluna vertebral (85%)

(b) espaços paravertebrais (10-15%)

c) espaço epidural (raro)

2. A distribuição ao longo da coluna vertebral é aproximadamente a seguinte

(a) Secção torácica (60-70%)

(b) Lombar (20-30%)

(c) Área cervical (10%)

*Sistema nervoso central: Avaliação diagnóstica na unidade de cuidados intensivos.*

1. história, exame físico e avaliação neurológica cuidadosa, sinais de deslocamento lateral, exame de fundo e sinais de aumento da pressão intracraniana.

2. Os *testes laboratoriais devem incluir*:

(a) Gases sanguíneos arteriais

(b) Electrólitos e glicose sérica

(c) Cálcio, magnésio e fósforo

(d) Testes de função renal e hepática

e) determinação da viscosidade do soro, especialmente em casos de mieloma múltiplo ou outros tumores produtores de paraproteína

3. *Tomografia computorizada*

Um TAC da cabeça é o teste diagnóstico de eleição para detectar lesões de massa, deslocamento da linha média, hemorragia intracraniana ou hidrocefalia.

4. *Ressonância magnética (MRI)*

A ressonância magnética é um teste sensível para detectar intracerebral

metástases e para diferenciar entre massas vasculares e tumorais. É também o estudo de escolha para avaliação de lesões intramedulares, intradurais, e extramedulares da coluna vertebral.

5. *Mielografia*

A mielografia fornece uma imagem indirecta da medula espinal e das raízes nervosas desde o foramen magnum até ao sacro. É o "padrão de ouro" na avaliação do envolvimento da medula espinal por um tumor. É particularmente útil para pacientes com contra-indicações à RM (por exemplo, pacientes ortopédicos) e pacientes com radiocirurgia ou radioterapia planeada.

6. Punção lombar (LP). A punção lombar é mais útil para o diagnóstico de carcinomatose meníngea, leucemia do SNC e infecções do SNC.

*Sistema nervoso central: Cuidados agudos na unidade de cuidados intensivos.*

1. Aumento da pressão intracraniana com luxação

a) A terapia com glicocorticóides irá melhorar os défices neurológicos em 70% dos doentes com metástases cerebrais sintomáticas, reduzindo o edema cerebral vasogénico.

Uma dose inicial de 10 mg de dexametasona pode ser administrada por via intravenosa, seguida de 16 mg por dia em três ou quatro doses divididas da forma mais apropriada.

Os doentes que não respondem à dose padrão podem melhorar quando a dose é aumentada para 100 mg/dia.

(b) A osmoterapia com agentes como a ureia ou o manitol é utilizada para reduzir rapidamente a pressão intracraniana em pacientes com metástases intracranianas conhecidas ou suspeitas de metástases intracranianas. O manitol 1,5-2,0 g/kg como solução a 20% pode ser administrado por lenta infusão intravenosa (IV). A dose total não deve exceder 120 g/dia. Se co-administrado com furosemida pode aumentar ainda mais os efeitos do manitol, mas está também associado a um risco de desidratação e hipocalemia.

c) A hiperventilação pode ser administrada em doentes que apresentem sinais de luxação cerebral. Devem ser prontamente intubados e ventilados para manter o PCO arterial$_2$ a 25-30 mmHg.

No entanto, a utilização deste método é controversa. Alguns autores acreditam que o efeito benéfico da hiperventilação dura apenas 6 horas. Até à data, não existem provas conclusivas de que esta intervenção terapêutica altere o resultado nestes pacientes.

d) A consulta com um neurocirurgião é necessária para a grande maioria dos pacientes.

2. Apreensões de apreensões

a) Posicionar o paciente de lado para evitar a aspiração e proteger as vias respiratórias.

b) Corrigir quaisquer alterações metabólicas ou hipoxemia.

(c) Se a convulsão for prolongada, o controlo agudo é conseguido com lorazepam (Ativan) 1-10 mg por via intravenosa, ou pode ser utilizada uma infusão contínua. Em alternativa, o diazepam (Valium™) 5-10 mg por via intravenosa pode ser repetido a intervalos de 5-10 minutos até 30 mg.

Outro fármaco útil para parar rapidamente as convulsões é a administração intravenosa de propofol (Diprivan™) por um anestesista.

(d) O controlo de apreensão a longo prazo pode geralmente ser estabelecido com fenitoína intravenosa (Dilantin™). A dose de carregamento é de 15 mg/kg por via intravenosa (50 mg/min). A fosfenitoína também pode ser utilizada.

e) As metástases intracerebrais devem ser tratadas com corticosteróides, quimioterapia, radiação ou cirurgia, dependendo da lesão específica.

3. Compressão da medula espinal

A prestação de cuidados paliativos é considerada razoável.

a) A radioterapia e a descompressão cirúrgica são as pedras angulares do tratamento.

(b) A quimioterapia com mostarda de azoto ou ciclofosfamida tem sido utilizada eficazmente, geralmente em combinação com radiação, para tratar a compressão da medula espinal causada por linfoma ou doença de Hodgkin.

4. Outros tratamentos

a) Leucoforese é uma opção terapêutica para a leucocitose sintomática grave com leucóstase.

b) Se a hidrocefalia estiver presente, deve ser tratada por socorro e bypass de emergência.

c) A radioterapia é actualmente o tratamento mais utilizado para a paliação de metástases cerebrais.

5. Terapia de apoio geral

a) Prevenção de úlceras de stress sob a forma de antiácidos, antagonistas de sucralfato ou de receptores de H2.

b) A prevenção da trombose venosa profunda (TVP) deve incluir, salvo contra-indicação, o uso de heparina subcutânea (ou heparina de baixo peso molecular) e/ou o uso de técnicas de compressão sequencial.

c) Deve ser prestado apoio nutricional para reabastecer os doentes mal nutridos e manter uma boa nutrição nos doentes em risco de desnutrição devido ao cancro ou às suas sequelas.

d) Terapia antimicrobiana apropriada.

e) Cateterização de Foley para retenção urinária, profilaxia obstipação causada pela imobilidade e disfunção autonómica.

*Textbook of Critical Care, 8ª Edição Editores : Jean-Louis Vincent & Frederick A. Moore & Rinaldo Bellomo & John J. Marini.*

## Complicações pulmonares.

Os pulmões estão frequentemente envolvidos em doentes com cancro, com 75-90% das complicações pulmonares são secundárias à infecção. As complicações não infecciosas incluem as causadas pela quimioterapia (por exemplo, bleomicina), irradiação torácica e ressecção pulmonar. A insuficiência respiratória em doentes com cancro que requerem ventilação mecânica está associada a 75% de mortalidade.

*Infiltrações pulmonares.* Em doentes com cancro sistémico, o diagnóstico diferencial dos infiltrados pulmonares visíveis numa radiografia de tórax normal é muito extenso.

1. infiltrados localizados confinados a um único lóbulo ou segmento de um paciente com uma história compatível representam na maioria das vezes um processo bacteriano.

2. Os infiltrados bilaterais difusos indicam na maioria das vezes uma infecção oportunista causada por uma lesão pulmonar tratada, ou uma propagação linfogénica do carcinoma.

3. Os infiltrados bilaterais perihilares (corticais) nos doentes que ganham peso confirmam rapidamente o diagnóstico de sobrecarga de fluidos.

4. Infiltração pulmonar após transplante de medula óssea.

a) As infecções potencialmente fatais ocorrem geralmente nos primeiros 100 dias após o transplante.

b) Durante os primeiros 30 dias após o transplante, os agentes patogénicos mais comuns para a pneumonia são bactérias ou fungos.

c) A pneumonia intersticial (pneumonia não bacteriana difusa) é o problema predominante após o transplante com uma síndrome que consiste em falta de ar, tosse não produtiva, hipoxemia e infiltrações bilaterais difusas que ocorrem dentro de 30-100 dias após o transplante.

(d) A pneumonia por citomegalovírus (CMV) é responsável pela maioria das pneumonites intersticiais. A prevalência da infecção por CMV parece estar relacionada com a perda de imunidade durante a exposição pré-transplantação e o desenvolvimento da doença enxerto-recipiente.

e) Síndrome de bronquiolite obliterante como manifestação da doença dos enxertos.

f) Hipertensão pulmonar.

g) Hemorragia alveolar difusa causada por infecção e causas não-infecciosas.

5. *Diagnóstico.*

a) Um raio-X ao tórax nunca é diagnóstico de uma doença qualquer.

b) Culturas de espuma e manchas especiais de secreções traqueobrônquicas (KOH, tinta da Índia) devem ser realizadas regularmente. A colonização do tracto respiratório superior, bem como a secreção da expectoração inadequada, podem tornar difícil a identificação do(s) agente(s) patogénico(s).

c) Culturas de sangue para organismos fúngicos e bacterianos.

d) Títulos virais (especialmente CMV).

e) A determinação diária dos níveis de lactato sérico pode ter algum valor em doentes com insuficiência respiratória com RDSV.

Níveis elevados de lactato de soro podem preceder deterioração dos gases do sangue arterial e o desenvolvimento de infiltrados difusos

f) A broncoscopia com lavagem broncoalveolar (BAL) tem uma sensibilidade diagnóstica de 80-90% e é o procedimento de escolha em doentes com cancro com infiltrados difusos.

1. BAL é mais útil para diagnosticar infecções oportunistas (por exemplo Pneumocystis carinii (jirovecii), vírus tais como CMV, fungos e micobactérias).

2. este procedimento é também útil para o diagnóstico da hemorragia pulmonar intraparenquimatosa.

3. BAL é seguro em doentes com trombocitopenia e ventilação mecânica que não podem tolerar biopsia transbrônquica.

g) A biopsia pulmonar aberta só deve ser realizada em doentes com condições médicas subjacentes, desconforto e dificuldades financeiras.

6. *Tratamento.*

a) Utilização empírica precoce de antibióticos de largo espectro.

b) Nos doentes em que a febre persiste apesar do uso de antibióticos, a anfotericina B e a anfotericina lipossomal demonstraram reduzir a mortalidade por infecção.

(c) Ganciclovir e globulina hiperimune demonstraram melhorar a sobrevivência em doentes com pneumonia intersticial.

*Leucóstase pulmonar.* A leucostase com obstrução do fluxo sanguíneo em pequenos vasos pulmonares, é uma consequência da acumulação intravascular de mieloblastos imaturos e rígidos, observados principalmente em doentes com leucemia mielóide aguda (LMA) e leucemia mielóide crónica (LMC) na fase de explosão.

A estase e a distensão vascular levam a uma hipoxia localizada. A libertação de enzimas intracelulares e procoagulantes conduzem a danos no parênquima vascular e pulmonar.

1. Sinais e sintomas: Falta de ar e/ou alteração progressiva do estado mental.

2. Diagnóstico

a) A contagem de glóbulos brancos é normalmente >150,000/mm$^3$ .

b) Gases sanguíneos arteriais. A verdadeira hipoxemia desenvolve-se como resultado de uma troca gasosa pulmonar deficiente. Falsos valores baixos de $PaO_2$ podem ocorrer porque um grande número de explosões consome oxigénio na própria amostra de sangue. Quanto maior for o intervalo entre a recolha e a análise, menor será a $PaO$ medida$_2$ . Isto pode tornar difícil a avaliação da troca de gás.

c) A oximetria de pulso pode ser útil para monitorizar a adequação da saturação arterial de oxigénio.

d) Uma radiografia de tórax pode ser normal ou mostrar infiltrações nodulares difusas.

3. tratamento

a) A contagem de mieloblastos >50 000/mm$^3$ requer tratamento imediato para reduzir a contagem total de glóbulos brancos para 20-60% dentro de horas após o reconhecimento da síndrome.

b) Leucoférese.

c) Quimioterapia (por exemplo daunorubicina, citosina-arabinosida, hidroxiureia).

d) Hidratação adequada.

e) A prevenção da nefropatia da urina deve ser iniciada com alopurinol e alcalinização da urina.

f) É recomendada a monitorização hemodinâmica.

g) Se a SDRA ocorrer como resultado de leucóstase, devem ser realizados imediatamente os seguintes

1. Restauração do volume de sangue.

2. O rendimento cardíaco e a hemodinâmica devem ser optimizados através do aumento de agentes inotrópicos, conforme necessário.

3. A vasoconstrição pulmonar deve ser tratada com uma combinação de aumento de volume, agentes inotrópicos e $O_2$ adicional.

4. A ventilação mecânica deve ser realizada quando necessário para atingir o pH normal, $pCO_2$ e $PO_2$ >60 na FiO admissível$_2$ .

5. Consideração de uma disposição (proposta)

*Lesão pulmonar induzida pelo tratamento*

1. lesão pulmonar causada pela quimioterapia. Um grande número de agentes quimioterápicos pode causar toxicidade pulmonar, quer activa quer retardada anos após a terapia. Os agentes comummente utilizados com toxicidade pulmonar conhecida incluem agentes alquilantes (ex. ciclofosfamida, carmustina, clorambucil, melphalan, busulfan), antimetabolitos (ex. metotrexato, azatioprina), antibióticos anticancerígenos (ex. bleomicina, mitomicina), e alcalóides (ex. vincristina). A toxicidade pulmonar pode assumir as seguintes formas:

(a) Edema pulmonar não cardiogénico (SDRA)

(b) Pneumonite crónica e fibrose

(c) Pneumonite de hipersensibilidade (ex. procarbazina, metotrexato, bleomicina)

2. Toxicidade pulmonar induzida por radiação

*A pneumonite por radiação é uma* síndrome clínica de dispneia, tosse e febre que se desenvolve em combinação com infiltrados pulmonares difusos e nebulosos, que podem progredir para a consolidação alveolar densa após tratamento com radiação ionizante.

(a) A probabilidade de desenvolver danos pulmonares induzidos por radiação depende de uma série de variáveis, incluindo dose total, fraccionamento da dose, volume de pulmão exposto, e irradiação prévia e quimioterapia

b) Fisiopatologia.

1. Efeito directo das partículas ionizantes sobre a estrutura alveolar.

2. Geração de radicais livres de oxigénio de alta energia em quantidades superiores às produzidas por sistemas enzimáticos normais (peroxidase, superóxido dismutase).

3. Libertação de substâncias vasoativas tais como histamina e bradicinina, que afectam a permeabilidade capilar e a resistência vascular pulmonar. Os danos pulmonares resultantes podem ser maiores do que a área exposta.

(c) 5%-15% dos doentes desenvolvem pneumonite por radiação.

d) Os sintomas podem aparecer 1-6 meses após a conclusão da irradiação torácica.

### Sistema Cardiovascular

*Tamponamento cardíaco*. O tamponamento cardíaco é uma condição de risco de vida causada por um aumento da pressão intrapericárdica, que limita o enchimento diastólico dos ventrículos e reduz o volume do AVC e o débito cardíaco.

1. Etiologia disseminada em doentes com cancro

a) Tumores de pericárdio metástático.

1. Muito mais provável de levar a tamponamentos do que tumores pericárdicos primários.

2. Provoca tamponamento quer por formação de um derrame quer por compressão.

3. O cancro do pulmão e da mama, linfoma, leucemia e melanoma são responsáveis por 80% das causas metastáticas do tamponamento cardíaco.

b) Tumores primários de pericárdio

c) Pericardite postradial com fibrose. O pericárdio é o local mais frequente de danos por radiação. O período entre a radioterapia e o início da doença clínica do pericárdio pode ser de anos.

d) O tumor envolve o coração.

2. *Manifestações clínicas*

a) Os sintomas são frequentemente inespecíficos, mas normalmente incluem uma sensação de plenitude no peito, dor no pericárdio ou área interescapular, agitação, falta de ar e ortopneia.

b) Os sinais clínicos incluem estado mental alterado, hipotensão, taquicardia, pressão de pulso em artérias estreitas, tons cardíacos distantes com pulso apical atenuado, taquipneia, palpitações, oligúria e diaforese (transpiração excessiva).

Outros sinais incluem o seguinte:

1. paradoxos de Pulsus

2. Sinal de Ewart (área embotada sob o ângulo da omoplata esquerda)

3. Sinal de Cussmaul (as veias do pescoço incham ao inspirar)

3. *Diagnóstico*

a) Suspeita clínica: A chave para reconhecer o tamponamento é considerar dois diagnósticos.

b) Uma radiografia de tórax.

1. grande sombra globular do coração ("garrafa de água"). Se o volume do fluido pericárdico for <250 ml, a silhueta cardíaca pode ser normal.

2. Os campos pulmonares são normalmente limpos.

3. As efusões pleurais são conclusões complementares frequentes.

c) Electrocardiograma (ECG).

1. Taquicardia sinusal.

2. Baixa voltagem QRS (<5 mV).

3. oscilações eléctricas, que são o resultado da contracção do coração num saco pericárdico cheio. Os complexos QRS alternados são mais específicos para derrames pericárdicos.

d) A ecocardiografia permite um diagnóstico rápido e definitivo de tamponamento. A ecocardiografia bidimensional é mais sensível do que o modo M. Os resultados incluem o seguinte:

1. Colapso diastólico prolongado ou inversão da parede livre do átrio direito.

2. Colapso diastólico precoce da parede livre do ventrículo direito.

3. efusões até 30 ml são detectadas precocemente na ecocardiografia (visível como espaço econegativo).

e) Cateterização da artéria pulmonar (Swan-Ganz).

1. Elevação da pressão capilar pulmonar no átrio direito com uma diminuição acentuada no eixo x e nenhuma diminuição significativa no eixo y ("sinal quadrado da raiz").

2. Diminuição do débito cardíaco, volume de AVC, pressão arterial sistémica e saturação de oxigénio no sangue venoso misto (SvO2).

3. Equalização de todas as leituras de pressão diastólica

f) A RM é também um método de diagnóstico, mas é caro e demorado em comparação com a ecocardiografia.

g) Pericardiocentese diagnóstica.

1. Citologia para detectar a presença de células malignas

2. coloração de Gram e esfregaço para bacilos com ácido rápido, cultura e sensibilidade, contagem de células e análise diferencial.

3. Teor de proteínas e desidrogenase láctica (LDH)

4. terapia

a) A pericardiocentese terapêutica deve ser realizada imediatamente em doentes hemodinamicamente comprometidos.

1. A pericardiocentese bidimensional guiada por ecocardiografia é bem sucedida em 95% dos casos sem complicações graves.

2. A reacumulação de fluidos pode ocorrer em derrames malignos, mas pode ser prevenida por esclerose química (ex. tetraciclina), radioterapia ou cirurgia (ex. tetraciclina). ou cirurgia (ex. janela pleuropericárdica ou pericardiectomia).

*Danos no tecido do miocárdio*

1. Etiologia disseminada em doentes com cancro

a) Antibióticos antraciclínicos (por exemplo doxorubicina e daunorubicina).

(b) Mitoxantrone: dose total >100-140 mg/m$^2$ pode causar insuficiência cardíaca congestiva e agravar a cardiomiopatia anthraciclínica pré-existente.

(c) Ciclofosfamida: Doses >100-120 mg/kg durante 2 dias podem levar a insuficiência cardíaca congestiva e miocardite/pericardite hemorrágica e necrose.

(d) Busulfan: A dose diária oral habitual pode causar fibrose endocárdica.

e) Interferões: Em doses normais, os interferões podem agravar as doenças cardíacas subjacentes.

(f) Mitomicina C: As doses padrão podem causar danos no miocárdio.

g) A cardiomiopatia induzida por radiação provoca fibrose endocárdica e miocárdica dose-dependente, que pode levar a uma cardiomiopatia restritiva.

2. Diagnóstico

a) Biopsia endomiocárdica: valiosa para estabelecer a etiologia dos danos cardíacos em doentes que possam ter recebido quimioterapia e para detectar danos cardíacos subclínicos. As antraciclinas causam alterações degenerativas características nos miócitos.

b) Exame da poça de sangue com ECG para medir com precisão a fracção de ejecção e detectar disfunções miocárdicas regionais e globais.

3. terapia

O tratamento é o mesmo que para a cardiomiopatia congestiva de qualquer causa. Não há terapia específica para os danos miocárdicos causados pela radiação ou quimioterapia.

*Disritmias cardíacas*

1. etiologia

a) Os antibióticos antraciclínicos causam disritmias não relacionadas com a dose cumulativa; estes efeitos podem aparecer horas ou dias após a administração.

Os distúrbios de ritmo frequentemente observados incluem taquicardia supraventricular, bloqueio cardíaco completo e taquicardia ventricular. A doxorubicina pode também prolongar o intervalo QT.

(b) Amacrina causa disritmias ventriculares.

c) O taxol causa bradicardia e pode causar taquicardia ventricular quando combinado com a cisplatina.

2. O diagnóstico e tratamento são os mesmos que para os distúrbios de ritmo de outras etiologias.

*Síndrome da veia cava superior* (AVS)

Etologia: Fluxo de sangue deficiente da veia cava superior para o átrio direito, causado por compressão extravascular ou obstrução intravascular.

a) Em 95% dos casos, a causa é a compressão externa da VPH por um tumor mediastinal maligno (3% são doenças benignas).

b) Os tumores mais comuns são o carcinoma broncogénico de pequenas células (48%) e o linfoma (21%).

2. Manifestações clínicas

a) Falta de ar que aumenta quando se deita de costas ou se inclina para a frente.

b) Taquipneia e sinais de obstrução das vias aéreas.

c) Sinais e sintomas de aumento da pressão intracraniana (por exemplo, tonturas, dores de cabeça, distúrbios visuais, convulsões, alterações do estado mental).

d) Disfagia, rouquidão.

e) Veias dilatadas no pescoço, rosto pálido e edema.

f) Vênulas ou veias da pele numerosas, dilatadas, orientadas verticalmente e tortuosas acima do bordo do peito.

g) Inchaço da parte superior do corpo, cianose e uma tez avermelhada.

h) As causas imediatas de morte são obstrução das vias aéreas e hemorragia intracraniana. A trombose das vias respiratórias pode ocorrer em 30% destes doentes.

3. Diagnóstico

a) Suspeita clínica.

b) A tomografia computorizada com contraste intravenoso é o procedimento de diagnóstico de escolha.

c) A ecocardiografia transesofágica é um procedimento seguro à beira do leito do paciente e é excelente para avaliar a FEM e as estruturas circundantes.

d) A angiografia e a venografia com radionuclídeos ajudam a localizar a obstrução.

4. terapia

a) O alívio sintomático é a regra.

b) A cirurgia de bypass cirúrgico alivia os sintomas mais rapidamente do que a radiação e é indicada em pacientes com problemas respiratórios com risco de vida ou edema cerebral progressivo.

c) A terapia endovascular (stents) tem sido experimentada com sucesso em muitos pacientes.

(d) A radioterapia é o principal tratamento para a maioria das obstruções ERV malignas; embora em carcinomas e linfomas de pequenas células, a quimioterapia é particularmente útil.

e) Medidas temporárias podem ser utilizadas em doentes sem obstrução significativa das vias aéreas ou perturbações neurológicas e incluem corticosteróides para reduzir o edema cerebral e laríngeo, diuréticos e a elevação da cabeça.

f) A anticoagulação não desempenha um papel definitivo.

# Gastroenterologia

*Enterocolite neutropenica (síndrome ileocecal ou tiflipite)*

1. Morbidez

A enterocolite neutropenica ocorre geralmente em doentes com doenças hematológicas malignas (a leucemia é a doença mais comum, com uma incidência de 10-40%) que recebem quimioterapia.

2. Fisiopatologia

A enterocolite neutropenica resulta de ulceração da mucosa e necrose da mucosa do íleo, recto ou cólon ascendente com crescimento excessivo e invasão das paredes por bactérias e/ou fungos. A trombocitopenia pode predispor os doentes a uma hemorragia da parede intestinal. A enterocolite ocorre geralmente no 7º dia de neutropenia grave.

3. Manifestações clínicas

(a) Bloqueio do abdómen

(b) Dores no lado direito do abdómen

(c) Diarreia aquosa

(d) Febre

(e) Trombocitopenia e neutropenia

4. Diagnóstico

a) Suspeita clínica.

b) As radiografias abdominais de rotina podem mostrar ileus com distensão rectal e pneumatose intestinal.

c) Tomografia computorizada do abdómen: parede intestinal espessada contendo ar.

d) Sigmoidoscopia.

5. Diagnóstico diferencial

(a) apendicite

(b) Colite pseudomembranosa

(c) Diverticulite

(d) Outras doenças abdominais agudas

6. Terapia médica

(a) Apoio nutricional

(b) Aspiração nasogástrica

(c) Antibióticos de largo espectro cobrindo bactérias anaeróbias, gram-negativas e Clostridium difficile

7. Indicações para intervenção cirúrgica

a) Perfuração

b) Hemorragia intensa

(c) Abscesso

d) Sépsis descontrolada

e) Nenhuma melhoria após 2-3 dias de tratamento intensivo conservador.

*Sangramento e perfuração do tracto gastrointestinal (IG)*

1. Sangramento do tracto gastrointestinal

a) A causa mais comum é a gastrite hemorrágica (32-48%), seguido da doença da úlcera péptica.

b) Apenas 12-17% da hemorragia é causada por um tumor enquanto tal (mais comum nos linfomas gastrointestinais).

c) As causas menos comuns incluem varizes esofágicas, lágrimas de Mallory-Weiss, esofagite candida e enterite.

2. Perfuração

Os linfomas são os malignos mais comuns que resultam em perfurações durante a quimioterapia.

3. Diagnóstico

Deve ser realizado um exame diagnóstico padrão para identificar a origem da hemorragia, com ênfase na endoscopia.

4. terapia

(a) Cirúrgico

(b) Os métodos temporários de controlo de hemorragias incluem

1. angiografia, com ou sem embolização.

2. intervenção endoscópica.

3. Estas técnicas também podem ser úteis para doentes com carcinomatose e doenças anteriormente não previsíveis.


**Função renal/ perturbações metabólicas**

Muitos doentes com cancro desenvolvem anomalias metabólicas causadas por factores produzidos pelo tumor (hormonas ou substâncias tópicas) ou pela destruição do tumor como resultado da terapia antineoplásica.

*Hipercalcemia*

1. Causas da hipercalcemia em doentes com cancro

a) Secundário a um tumor maligno 4%

b) Etiologia que não a malignidade 77%

c) Com hiperparatiroidismo associado 2%.

d) Intoxicação por Vitamina D 16%

e) Idiopático

2. é a anomalia metabólica mais comum nos doentes com cancro (10%).

3. podem ocorrer com ou sem metástases ósseas.

4. O cancro da mama está associado à hipercalcemia em 27-35% dos doentes. Os mecanismos incluem metástases osteolíticas generalizadas, produção de hormona paratiróide, prostaglandina E2 (PGE2) (após terapia hormonal com estrogénios ou anti-estrogénicos), factor de activação do osteoclasto humoral e hiperparatiroidismo primário concomitante.

5. O cancro do pulmão está associado à hipercalcemia em 12,5-35% dos doentes. É comum no carcinoma espinocelular, carcinoma e raramente no carcinoma de pequenas células. Pode ocorrer cedo ou tarde, com ou sem metástases ósseas. Os mecanismos incluem a produção de factor de activação do osteoclasto, transformando o factor de crescimento alfa, interleucina 1 e o factor de necrose tumoral.

6. O mieloma múltiplo causa hipercalcemia em 20-40% dos doentes. A hipercalcemia desenvolve-se secundária à destruição óssea osteolítica extensa, factor de activação dos osteoclastos e linfotóxina. Cinquenta por cento desenvolvem insuficiência renal, o que pode exacerbar a hipercalcemia.

7. O linfoma causa hipercalcemia através da mediação humoral e destruição óssea local.

8. Os tumores malignos da cabeça e pescoço têm uma incidência de 6% de hipercalcemia, que é mediada pelo humor.
A hipercalcemia está associada a malignidades da orofaringe (37%), hipofaringe (24,3%) e língua (21,5%).

9. As células escamosas, células de transição, bexiga, rim e carcinomas ovarianos também podem causar hipercalcemia humoral.

10. Quadro clínico

a) A gravidade da doença depende do grau de hipercalcemia, comorbidades ou fragilidade, idade e distúrbios metabólicos concomitantes.

b) A hipercalcemia em tumores malignos tem geralmente um início rápido.

c) As manifestações neuromusculares predominam frequentemente e incluem letargia, confusão, estupor e coma (ocorre com níveis de soro de cálcio >13 mg/dl). Alucinações e psicose, fraqueza e diminuição dos reflexos dos tendões profundos (DTRs) são também comuns.

d) As manifestações cardiovasculares incluem o aumento da contratilidade cardíaca, hipersensibilidade à digitalis e arritmia.

e) As manifestações renais incluem poliúria e polidipsia (os sintomas mais precoces), desidratação, diminuição da filtração glomerular, perda da capacidade de concentração e insuficiência renal.

f) Os sinais e sintomas gastrintestinais incluem náuseas e vómitos, anorexia, obstipação/ obstipação, íleo e dor abdominal.

g) Os danos esqueléticos são a marca da hipercalcemia causada por metástases osteolíticas ou reabsorção óssea mediada pelo humor, levando à dor, fracturas patológicas, deformidade ou necrose.

11. Diagnóstico

(a) Testes laboratoriais.

1. soro de cálcio total e ionizado

2. electrólitos, nitrogénio sérico ureico e creatinina

3. Fósforo sérico e fosfatase alcalina

4 Medição da excreção urinária de cálcio e adenosina monofosfato cíclico (cAMP)

5. Níveis elevados de fosfatase alcalina

6. Aumento da excreção de cálcio na urina

(b) Estudos radiológicos.

1. Varrimento ósseo por radionuclídeo

2. exame do esqueleto

3. radiografia básica do tórax

c) Um ECG deve ser realizado, prestando atenção às alterações características, incluindo intervalos PR e QRS prolongados, QT encurtados.

*12. tratamento*

A hipercalcemia é frequentemente fatal se não for tratada, especialmente quando os sintomas estão presentes ou quando o soro de cálcio é >13 mg/dl. Os objectivos do tratamento incluem estimular a excreção urinária de cálcio, inibir a reabsorção óssea e reduzir a absorção de cálcio para o líquido extracelular.

a) Hidratação: para restaurar o volume intravascular e aumentar o débito urinário.

1. Inicialmente 5-8 litros de soro fisiológico intravenoso normal durante as primeiras 24 horas, seguido de administração intravenosa de líquidos suficientes para manter a saída de urina a 3-4 litros/dia.

2. Os electrólitos devem ser monitorizados durante a infusão de soro fisiológico.

3. Monitorizar a micção e o estado cardíaco para evitar a sobrecarga de fluidos.

b) Diuréticos: Diuréticos em laço, como a furosemida, promovem a calcificação através do bloqueio da reabsorção de cálcio no laço ascendente do Genle, e aumentam o efeito calciurético da soro fisiológico normal.

1. A furosemida na dose de 40-80 mg por via intravenosa pode estar após hidratação adequada.

2. Monitorizar os electrólitos e a saída de urina para evitar a hiperdiurese.

c) Os inibidores de reabsorção óssea devem ser iniciados quando há hipercalcemia sintomática.

1. A mitramicina é um antibiótico antitumoral com um efeito tóxico directo sobre os osteoclastos. A dose habitual é de 25 μg/kg por via intravenosa, durante 6 horas. Normalmente reduz o soro de cálcio dentro de 6-48 h; pode ser repetida se o doente não responder dentro de 2 dias. A utilização deve ser limitada ao tratamento de emergência de hipercalcemia grave.

As complicações incluem a trombocitopenia, mielossupressão, hipotensão, toxicidade hepática e renal.

2. etidronato de sódio (EHDP) é um análogo de pirofosfato que bloqueia a reabsorção óssea osteoclástica e a formação de cristais ósseos. A dose é de 7,5 mg/kg/dia em 250 ml de soro fisiológico, administrado durante 2-6 horas durante 3-7 dias, seguido de 20 mg/kg/dia por via oral. O início da acção é lento, a normocalcemia é alcançada após 4-7 dias em 75% dos casos. O EHDP está contra-indicado em doentes com insuficiência renal.

3. Os glicocorticóides (por exemplo, prednisona) são mais eficazes em tumores malignos hematológicos (especialmente mieloma múltiplo) e carcinoma da mama, e são ineficazes em tumores sólidos. Estes medicamentos reduzem os níveis séricos de cálcio, inibindo a absorção de cálcio e a acção da vitamina D.

Prednisona numa dose de 1-2 mg/kg/dia começa a funcionar após 3-5 dias. Os efeitos adversos incluem hemorragia gastrointestinal, hiperglicemia e

osteopenia.

4. A calcitonina inibe a reabsorção óssea osteoclástica e melhora a excreção do cálcio. A dose é de 4-8 IU/kg cada 6 horas por via intravenosa ou intra-óssea. Pode reduzir os níveis de cálcio em 2-3 mg/dL dentro de 2-3 h. As reacções adversas incluem náuseas e vómitos, hiperaemia, reacções de hipersensibilidade (recomenda-se a realização prévia de testes cutâneos antes da administração).

d) A hemodiálise é útil para doentes com insuficiência renal ou que não podem ser tratados com diurese forçada.

e) A terapia antineoplásica específica deve ser iniciada em doentes para os quais existe um tratamento disponível. É o meio mais eficaz para conseguir a correcção a longo prazo da hipercalcemia relacionada com o cancro.

*Síndrome de lise tumoral. A* síndrome de lise tumoral ocorre quando a quimioterapia citotóxica causa lise rápida das células tumorais em doentes com um grande número de células malignas sensíveis a tumores quimioterápicos. Os metabolitos intracelulares são libertados em quantidades que excedem a capacidade excretora dos rins.

1 Esta síndrome ocorre classicamente em doentes com linfoma de Burkitt e linfoma não-Hodgkin, leucemia linfoblástica aguda e não linfoblástica e leucemia mielogénica crónica.

2. Pode ocorrer espontaneamente em doentes com linfoma e leucemia ou após tratamento com quimioterapia, radiação, glicocorticóides, tamoxifen e/ou interferon.

3. Manifestações

a) Relacionadas com perturbações metabólicas

1. Hipercalemia: fraqueza generalizada, irritabilidade, diminuição dos reflexos tendinosos profundos (DTRs), parestesias, paralisias, disritmias cardíacas e paragem cardíaca. As alterações clássicas do ECG incluem ondas T de pico, ondas R reduzidas que progridem para QRS dilatado, PR prolongado, perda da onda P e padrão sinusoidal como evento final.

2. Hipocalcemia (associada à hiperfosfatemia): cãibras musculares, cãibras carpopedais, gripes faciais, espasmo laríngeo, irritabilidade, depressão, psicose, cãibras intestinais, má absorção crónica, convulsões e paragem respiratória. Sinais de Chvostek e sinais de Trousseau estão presentes em alguns pacientes. Um ECG revela um intervalo QT prolongado.

3. Hiperuricemia: artrite gotosa, nefrolitíase e nefropatia de urate.

b) Precipitação de sais de cálcio nos tecidos

c) Insuficiência renal aguda

4. Prevenção e tratamento

a) Para prevenir a insuficiência renal aguda, os doentes submetidos a tratamento de neoplasias malignas devem receber

I. Na ausência de aberrações metabólicas:

1. allopurinol 500 mg/m² BSA/dia; reduzir para 200 mg/m² BSA/dia, 3 dias após o início da quimioterapia

2. Hidratação, 3000 ml/m² BSA/dia

3. A quimioterapia deve ser iniciada dentro de 24-48 horas após a admissão.

4. Monitorização de electrólitos, ureia, creatinina, ácido úrico, cálcio, fósforo a cada 12-14 h.

II. Quando há uma anomalia metabólica:

O alopurinol começa como acima, reduzir a dose se a hiperuricemia for controlada, reduzir a dose se ocorrer insuficiência renal.

2. Hidratação como acima, adicionar diuréticos não tiazídicos, se necessário.

3. Alcalinização da urina (pH da urina >7)

Bicarbonato de sódio 100 mEq/l intravenoso no início, ajustar conforme necessário. Cancelar quando o ácido úrico se tornar normal.

4. A quimioterapia é adiada até que o ácido úrico esteja normal ou até que se inicie a diálise.

5. Fazer os mesmos testes a cada 6-12 horas até a condição se ter estabilizado (pelo menos durante 3-5 dias)

6. Substituir o cálcio por Ca⁺⁺ gluconato por uma lenta infusão intravenosa em hipocalcemia sintomática ou alterações graves do ECG

7. Tratar a hipercalemia com resinas metabólicas, bicarbonato.

III. Critérios de hemodiálise em doentes que não respondem a as medidas acima referidas:

1. Soro de potássio ≥6 mEq/l

2. Ácido úrico sérico ≥10 mg/dL

3. fósforo sérico de rápido aumento ou ≥10 mg/dL

4. Sobrecarga com líquido

5. Hipocalcemia sintomática

Área de superfície corporal BSA 1. hidratação intravenosa vigorosa, frequentemente com diuréticos ou uma dose renal de dopamina para assegurar a excreção adequada da urina

2. Alcalinização da urina durante os primeiros 1-2 dias de terapia citotóxica para aumentar a solubilidade do ácido úrico

3. allopurinol para reduzir a produção de ácido úrico

*Outras perturbações metabólicas comuns no cancro*

1. Síndrome de secreção inadequada da hormona antidiurética (SIADH)

a) Ocorre em 1-2% dos doentes com cancro

b) Prevalente no carcinoma pulmonar de pequenas células, bem como no cancro da próstata, pâncreas, ureteria e bexiga

c) Ocasionalmente encontrados em linfomas e leucemias.

2. Hipoglicémia

a) Insulinomas: tumores benignos de células de ilhotas que secretam insulina

b) Tumores de células não ilhotas (por exemplo mesotelioma, fibrossarcoma, hemangiopericitoma, hepatoma, carcinoma adrenocortical, leucemia e linfoma, pseudomixoma, feocromocitoma, carcinoma anaplásico)

## Hematologia

O próprio cancro, a terapia antineoplásica e as condições agudas que ocorrem em doentes com cancro conduzem a anomalias hematológicas. Eritrócitos, glóbulos brancos, plaquetas e factores de coagulação podem ser afectados quantitativamente, qualitativamente ou ambos. A hemorragia e a infecção são eventos de risco de vida importantes em doentes com cancro criticamente doentes, e são tanto a causa como o resultado de anomalias hematológicas.

***Evidence-Based Practice of Critical Care, 3ª Edição*** *Autores: Clifford S. Deutschman & Patrick J. Neligan*

# CAPÍTULO 2. HIPERSENSIBILIDADE INDUZIDA PELA QUIMIOTERAPIA. GESTÃO DAS REACÇÕES DE INFUSÃO À TERAPIA ANTICANCERÍGENA SISTÉMICA: DIRECTRIZES CLÍNICAS ESMO

A maioria dos medicamentos anticancerígenos está associada a um risco de reacções infecciosas (RI); a incidência pode aumentar quando são utilizados diferentes agentes ao mesmo tempo. As IRs são reacções alérgicas a proteínas estranhas (geralmente imunoglobulina E (IgE) - reacções alérgicas mediadas) ou reacções não-imunes. A maioria das IR são leves com sintomas tais como arrepios, febre, náuseas, dores de cabeça, erupções cutâneas, comichão, etc. As reacções graves são menos comuns e podem ser fatais sem intervenção apropriada. As IR são reacções de "tipo B": não são dose-dependentes, imprevisíveis, geralmente não relacionadas com a actividade farmacológica do medicamento e normalmente desaparecem após a interrupção do tratamento. Estas reacções dividem-se em verdadeiras reacções alérgicas (imuno-mediadas, tais como reacções anafiláticas) e reacções não alérgicas (não imunes) de sensibilidade. Gell e Coombs definiram a classificação das reacções adversas de tipo B aos agentes terapêuticos como as quatro condições de verdadeira hipersensibilidade. As reacções adversas não-imunes de tipo B incluem: reacções pseudoalérgicas [reacções anafilactoides que se assemelham a reacções de tipo I verdadeiras com desgranulação directa dos mastócitos, tais como a síndrome de libertação de citocinas (SRC)], reacções idiossincrásicas (invulgares, imprevisíveis, não relacionadas com a acção farmacológica do medicamento). e intolerâncias.

**Reacções**

1 A asparaginase tem a maior incidência de reacções de hipersensibilidade (6-43%). A incidência é maior quando a droga é administrada por via intravenosa e como um único agente. Normalmente após várias doses dentro de 1 h de administração do fármaco. As manifestações comuns incluem:

(a) Hipotensão ou hipertensão.

(b) Laringoespasmo e problemas respiratórios. Agitação.

(c) Edema facial. As reacções podem ser fatais e têm maior probabilidade de ocorrer após 2 ou mais semanas de tratamento.

Profilaxia: corticosteróides e anti-histamínicos.

2. A cisplatina é a segunda droga antineoplástica mais comum que causa reacções de hipersensibilidade (1-20%). Reacções potencialmente fatais ocorrem em 5% dos doentes. Um intervalo de tratamento repetido > 2 anos aumenta o risco de desenvolver uma reacção de hipersensibilidade (HSR). Os doentes que recebem uma oitava dose de carboplatina ou uma segunda dose após a reintrodução do fármaco devem ser tratados com especial cuidado. A oxaliplatina causa RGH aguda em 0,5-25% dos casos, e a reacção máxima ocorre na sétima a oitava dose. Os testes cutâneos podem prever reacções à carboplatina. Um teste cutâneo negativo parece ser razoavelmente fiável ao prever a ausência de RGH grave na administração subsequente da droga. A primeira RGH em oxaliplatina é geralmente suave, mas pode tornar-se mais grave com a administração repetida. Aproximadamente 50% dos doentes tratados de novo com fármacos de platina sofrem uma recorrência de HF apesar da pré-medicação.

Os protocolos de dessensibilização são uma opção. Corticosteróides e antagonistas de H1/H2 não são normalmente recomendados. *A pré-medicação não pode impedir a IR.* Para pacientes que desenvolvem disestesia laringofaríngea aguda durante ou após a infusão de oxaliplatina, o tratamento por aquecimento do ar que o paciente está a respirar é suficiente para melhorar os sintomas e não são necessárias outras medidas.

3. Os agentes alquilantes são muito menos susceptíveis de causar reacções de hipersensibilidade.

a)   O melfalano provoca reacções anafiláticas em aproximadamente 2-3% dos doentes.

b)   A bleomicina causa um estado febril em 20-25% dos doentes, que em alguns casos progride para uma síndrome potencialmente fatal (confusão, calafrios, desconforto respiratório, hipotensão), especialmente quando administrada por via intravenosa em doentes com linfoma. Desenvolve-se imediatamente ou com um atraso de várias horas, geralmente após a primeira ou segunda dose. Se ocorrer uma reacção anafilactoide, os doentes com linfoma devem receber 2 unidades ou menos para as primeiras 2 doses. Se não ocorrer IR, o horário normal de dosagem pode ser seguido.

c)   A doxorubicina também pode causar anafilaxia. Não é recomendada a pré-medicação.

d)   Docetaxel. 30% de reacções sem pré-medicação, 2% de reacções graves com pré-medicação. Primeira ou segunda dose, dentro dos primeiros 10 min. de infusão. Profilaxia: dexametasona oral 8 mg duas vezes por dia durante 3 dias (com início 1 dia antes da toma de docetaxel).

e)   Etoposídio. Reacções anafilácticas 1%-3%. Normalmente após 1 dose. Infusão lenta ao longo de 30-60 minutos. Corticosteróides e anti-histamínicos para profilaxia.

f)   Paclitaxel. 30% IRs sem pré-medicação. Reacção anafiláctica severa em 2%-4%. Primeira ou segunda dose, nos primeiros 10 min. de infusão. Profilaxia: uma dose de dexametasona por via intravenosa mais difenidramina (50 mg por via intravenosa) e um antagonista do receptor de $H_2$ (ranitidina 50 mg ou cimetidina 300 mg por via intravenosa) 30 min antes da infusão de paclitaxel.

g)     Os anticorpos monoclonais MoAb são proteínas não endógenas que podem provocar os quatro tipos de reacções. A incidência de IR com a primeira administração de MoAb varia entre 77% para rituximab, 40% para o trastuzumab e 15% para o cetuximab. A probabilidade de IR diminui com cada curso subsequente de terapia. Um efeito secundário distinto do MoAb é a possibilidade de IR não alérgica causada pela libertação de citocinas durante as primeiras horas após a infusão. Pensa-se que a interacção de MoAbs com o alvo pode levar à libertação de citocinas que causam uma série de sintomas semelhantes aos observados nas reacções alérgicas de tipo I. Ao contrário das reacções de tipo I, os sintomas desaparecem com cada dose sucessiva.

h)     Ofatumumab. 61%, a maioria mais frequentemente na primeira injecção. Premedicação 30 min a 2 h antes do desfatumumab: paracetamol 1 g por via oral, anti-histamínico oral ou intravenoso (por exemplo difenidramina 50 mg ou cetirizina 10 mg), corticosteróide intravenoso (prednisolona: em CLL 50 mg previamente não tratado ou recorrente e em CLL 100 mg refractário). Se o doente não estiver com IR, a primeira e segunda infusão de corticosteróides pode ser reduzida ou ausente.

*Terapia*

*Parar a infusão*

✓ Manter o acesso intravenoso

✓ Avaliação do DDC: vias respiratórias, respiração, circulação

✓ Avaliar o nível de consciência e os sinais vitais

✓ Posição: em caso de hipotensão arterial, o paciente deve ser transferido para a posição de Trendelenburg; em caso de insuficiência respiratória, o paciente deve sentar-se; e se estiver inconsciente, o paciente deve ser colocado na posição de recuperação.

1. reacções graves (Quando há suspeita de anafilaxia e os sintomas respiratórios e/ou hipotensão começam de forma aguda)

a) Parar imediatamente a infusão do agente antineoplásico.

(b) Epinefrina 0,5-0,75 ml (1:1000 em 10 ml de soro fisiológico normal) administrada por via intravenosa a cada 5-15 minutos.

Para hipotensão:

- dopamina 400 mg em 500 ml a uma taxa de 2-20 µg/kg/min ou

- vasopressina 25 UI em 250 ml de 5% DV ou NS (0,1 UI/ml), dose 0,01-0,04 UI/min.

(c) Infusão salina normal 1-2 L i.v. a uma taxa de 5-10 ml/kg durante os primeiros 5 minutos. Aminofilina para broncoespasmo agudo. Em bradicardia, atropina 600 µg v/v.

d) Difenidramina (ou outros anti-histamínicos) 25-50 mg por via intravenosa mais ranitidina 50 mg por via intravenosa.

Os corticosteroides são eficazes na prevenção de reacções bifásicas, mas não são cruciais no tratamento da anafilaxia. Hidrocortisona 500 mg intravenosa inicialmente e repetidamente de 6 em 6 horas para reacções prolongadas. A dose de corticosteróides é equivalente a 1-2 mg/kg IV (metil)prednisolona de 6 em 6 horas.

*2. Em reacções não graves (quando se suspeita de libertação de citocinas)* - taxa baixa/ terminação curta da *infusão*

*Tratamento:*

✓ Antagonistas de H1/H2: difenidramina 50 mg intravenoso mais ranitidina 50 mg intravenoso

✓ Hidrocortisona 500 mg intravenosa inicialmente e repetidamente a cada 6 horas para reacções prolongadas. A dose de corticosteróides é equivalente a 1-2 mg/kg iv (metil)prednisolona de 6 em 6 horas.

✓ Reiniciar a infusão a uma taxa de 50% e titular a um 3/4 aceitável: parar a infusão se houver uma reacção - repetir o tratamento.

✓ Pós-reacção: os sinais vitais básicos devem ser monitorizados e os sintomas de recaída devem ser controlados.

✓ Após uma reacção severa, recomenda-se uma observação atenta durante 24 horas.

Imunocomprometido

Um doente com cancro (especialmente durante a quimioterapia) deve ser considerado um doente imunocomprometido.

*Tipos de defeitos imunitários reconhecidos em doentes com cancro*

1. Defeitos na imunidade celular e humoral

a) Defeito do fagócito mononuclear dos linfócitos T: doença de Hodgkin, linfoma e quimioterapia citotóxica

(b) Função celular B diminuída ou ausente em doentes com mieloma múltiplo e leucemia linfocítica crónica

2. Neutropenia

a) Neutropenia é o defeito imunológico mais comum em doentes com doenças neoplásicas.

b) O risco de bacteremia e infecção fúngica é aumentado quando a contagem absoluta de neutrófilos (ANC) é <1000/mm$^3$ .

c) A quimioterapia mielotóxica é a causa mais comum de neutropenia; a neutropenia é também observada em leucemia, anemia aplástica, reacções medicamentosas e quando a medula óssea é destruída por tumor ou radiação.

**Tratamento da neutropenia febril: directrizes clínicas da OMPE**

A neutropenia febril (FN) é definida como uma temperatura oral >38,3°C ou duas medições consecutivas >38,0°C dentro de 2 h e uma contagem absoluta de neutrófilos (ANC) <0,5 × 10$^9$ /l, ou espera-se que desça abaixo de 0,5 × 10$^9$ /l. A maioria dos regimes de TAC de dose padrão estão associados à neutropenia dentro de 6-8 dias, e o FN é observado in~8 casos por 1000 pacientes que recebem TAC oncológica. Vários factores para além da TC propriamente dita demonstraram ser responsáveis pelo aumento do risco de PH e das suas complicações. Entre eles, a idade, doença avançada, FN anterior, falta de profilaxia antibiótica ou uso de granulócitos como factor estimulante, mucosite, mau desempenho e/ou doença cardiovascular desempenham um papel importante. As directrizes da EORTC (European Organisation for Research and Treatment of Cancer) e da American Society of Clinical Oncology (ASCO) recomendam que os clínicos limitem o uso de profilaxia antibiótica a doentes com alto risco de FN; outros recomendam simplesmente evitar tais práticas para prevenir a FN. A mais recente actualização da meta-análise Cochrane ainda recomenda o uso de ciprofloxacina ou levofloxacina em doentes com cancro submetidos a tomografia computorizada intensiva. Uma meta-análise recente de ensaios controlados aleatorizados e experiência do mundo real confirma a excelente (> 50% de sucesso) da profilaxia primária com filgrastim ou pegfilgrastim.

**Principais recomendações para a gestão da FN**

✓ O FN ocorre em ±1% dos pacientes que recebem HT; isto está associado a uma morbilidade significativa (20-30%) e mortalidade (10%).

✓ A FN pode ser eficazmente prevenida com G-CSF; o uso destes medicamentos é recomendado em doentes que recebem quimioterapia com risco de desenvolver FN >20%, e em doentes com co-morbilidades graves e/ou com >60 anos de idade [I, A].

✓ Os doentes com FN devem ser avaliados quanto ao risco de complicações utilizando a escala MASCC [I, A].

✓ Os doentes com FN com baixo risco de complicações podem frequentemente ser tratados com antibióticos orais e possivelmente em regime ambulatório, se houver um acompanhamento adequado [I, A].

✓ Os doentes com FN com elevado risco de complicações devem ser hospitalizados e tratados urgentemente com antibióticos de largo espectro; estes doentes devem ser vigiados de perto para detectar instabilidade (antes do choque) [I, A].

Para além do tratamento padrão com antibióticos de largo espectro, há várias situações na prática clínica que requerem um regime específico. A duração do tratamento pode variar, e nestas circunstâncias, as recomendações antibióticas locais devem ser seguidas. Se o doente tiver um cateter intravenoso, deve suspeitar-se de uma infecção por cateter (LRC) e devem ser realizadas culturas de sangue a partir do cateter e dos vasos periféricos. Os glicopeptídeos, como a vancomicina, devem ser administrados através do cateter sempre que possível para cobrir microrganismos Gram-positivos. A teicoplanina é uma alternativa útil, uma vez que pode ser administrada uma vez por dia. Recomenda-se a consulta com um microbiologista clínico, e uma terapia apropriada contra a infecção por fungos ou pneumocystis. A escolha de medicamentos antifúngicos dependerá das características individuais do doente e da utilização de terapia profiláctica prévia. A terapia para a suspeita de aspergilose (para casos com infiltrados típicos de TC) pode consistir em voriconazol ou anfotericina lipossomal B. Estes antifúngicos podem ser combinados com equinocandina para doenças resistentes. Em doentes com suspeita de infecção fúngica invasiva, é altamente desejável um diagnóstico microbiológico preciso. O co-trimoxazol de alta dose é o fármaco de eleição nas suspeitas de pneumocistinfecções. A adição de vancomicina aumenta a protecção contra agentes patogénicos cutâneos. Linezolida e daptomicina são novas alternativas aos glicopeptídeos; contudo, é necessária mais experiência clínica, especialmente em doentes com neutropenia. Se houver sinais clínicos ou microbiológicos de sepse intra-abdominal ou pélvica, o tratamento com metronidazol deve ser iniciado, a menos que o doente esteja a tomar carbapenem ou piperacilina-tazobactam, que têm uma acção anaeróbia adequada. Recomenda-se o início empírico da terapia antifúngica em doentes cuja febre não possa ser tratada com antibióticos de largo espectro após 3-7 dias de tratamento adequado. Deve ser realizado um TAC ao fígado e ao baço antes de se iniciar a terapia antifúngica. O fluconazol pode ser administrado como tratamento de primeira linha, desde que o paciente tenha um baixo risco de aspergilose invasiva. O tratamento antifúngico inicial deve ser continuado até ao desaparecimento da neutropenia ou durante pelo menos 14 dias em doentes com uma infecção candidíase invasiva confirmada. A avaliação diária das tendências de febre, função da medula óssea e função renal é indicada até a febre do doente desaparecer e a ANC, contagem absoluta de neutrófilos $\geq 0.5 \times 10^9$/l no prazo de 24 horas. Podem ser necessárias imagens repetidas em doentes com febre persistente.

Se o doente não tiver febre e o ANC $\geq 0.5 \times 10^9$/l após 48 h, tiver baixo risco, e não for encontrada qualquer causa de infecção, considere mudar para antibióticos orais. Se o doente estiver em alto risco e não for encontrada qualquer causa e estiver em terapia dupla, os aminoglicosídeos podem ser descontinuados. Quando a causa for encontrada, continuar a terapia específica apropriada.

Se o paciente permanecer febril após 48 horas mas estiver clinicamente estável, a terapia antibiótica inicial deve ser continuada. Se o paciente estiver clinicamente instável, a antibioticoterapia deve ser alternada ou prolongada, se a progressão clínica o justificar.

3. danos nos tecidos ou membranas mucosas

a) Procedimentos de diagnóstico envolvendo punção e biópsias de pele

b) Procedimentos invasivos, tais como colocação de cateteres venosos centrais e cateteres de artéria pulmonar, cateteres urinários ou tubos endotraqueais

c) Perda das funções de barreira física, química e imunológica da mucosa intestinal

4. Condições hipoesplénicas ou pós-esplenectomia

a) Redução da resposta corporal a infecções causadas por organismos encapsulados como S. pneumoniae, Haemophilus influenza e Neisseria meningitides.

*Avaliação clínica*

1. uma revisão completa do historial médico do paciente que recebeu medicamentos antineoplásicos.

2. examinar infecções recorrentes, exposição a doenças contagiosas, e viagens recentes.

3. a presença de febre sem uma fonte óbvia deve ser cuidadosamente examinada, avaliando o seguinte

(a) Sangue, urina e expectoração

(b) Cateteres de intubação

c) feridas cirúrgicas ou outras feridas cutâneas

(d) Líquido cerebrospinal (CSF)

(e) Fezes

f) Possível presença de acumulações não drenadas e abcessos

4. As lesões cutâneas devem ser cuidadosamente examinadas. O ectima gangrenosum é uma lesão cutânea característica associada a sepse bacteriana e fúngica.

5. A cavidade oral é outra fonte potencial de infecção em pessoas imunocomprometidas. A sinusite e a periodontite podem ser fontes, especialmente em doentes intubados orotraquealmente ou nasotraquealmente e em doentes com tubos nasogástricos.

6. O exame de fundo é necessário para detectar infecção fúngica, especialmente em doentes com cateteres venosos centrais e urinários.

7. As lesões na área perianal podem causar infecções graves.

8. A panocultura é indicada em todos os doentes febris. Todos os cateteres vasculares devem ser removidos e substituídos.

**Literatura:**

✓ Gestão das reacções de infusão à terapia anticancerígena
sistémica: Directrizes de Prática Clínica da OMPE. Anais de
Oncologia 28 (Suplemento 4): iv100-iv118, 2017
doi:10.1093/annonc/mdx216.

✓ Gestão da neutropaenia febril: ESMO Clinical Practice
Guidelines Annals of Oncology 27
(Supdpolie:1m0e.1nt059)3:/va1n1n1o-nvc1/1m8d,w2302156

# CAPÍTULO 3. EMERGÊNCIAS EM ONCOLOGIA

As emergências cancerígenas subdividem-se em

(a) Estrutural ou compressivo devido a uma massa tumoral,

b) metabólico ou hormonal

c) causado pelo tratamento em curso.

*Emergências de cancro estruturais e obstrutivas*

## Tamponamento cardíaco

Os doentes podem apresentar dores no peito, falta de ar ou dificuldade em respirar, ortopneia, hipotensão ou mesmo choque. O exame revela taquicardia, veias jugulares dilatadas, edema facial, hipotensão, pulso paradoxal e murmúrios cardíacos abafados. Apenas alguns pacientes têm a tríade clássica de Beck. O tamponamento cardíaco resulta ou de um bloqueio na drenagem linfática ou de uma lesão no pericárdio. Isto pode ocorrer como resultado de condições não malignas, tais como uremia, infecções, doenças auto-imunes concomitantes ou como consequência de pericardite induzida por radiação, aguda ou crónica. As condições malignas que podem causar tamponamento cardíaco são cancro do pulmão, linfoma mediastinal, cancro da mama, ou melanoma. Malignidades cardíacas primárias, como o mesotelioma, são muito raras. A ecocardiografia (ECHO) é geralmente uma ferramenta para diagnosticar o tamponamento cardíaco. A pericardiocentese e a remoção urgente do líquido aliviará os sintomas. O fluido deve ser sempre enviado para citologia maligna. O tratamento inclui a remoção da causa subjacente, pericardiocentese, ou remoção do pericárdio se a causa for a pericardite crónica induzida por radiação. Agentes esclerosantes como a bleomicina e as tetraciclinas podem ser utilizados em conjunto com a pericardiocentese.

## Síndrome da veia cava superior (CVS)

Os doentes experimentam dores de cabeça, inchaço do rosto, inchaço à volta dos olhos, dificuldade em respirar quando deitados ou inclinados para a frente, hemorragia nasal (epistaxe) ou mesmo rouquidão da voz.

Estes sintomas aumentam ao deitar-se, inclinar-se para a frente, tossir ou espirrar. O exame revela edema, por vezes até das mãos, veias jugulares inchadas, dilatação venosa no peito e antebraços, proptose ou estridor.

Isto ocorre como resultado de compressão, invasão, trombose ou fibrose das grandes veias da cabeça, pescoço e membros superiores do corpo. A obstrução geralmente desenvolve-se sem ser notada e forma colaterais, pelo que raramente é uma condição de emergência. Os cancros que levam à síndrome da veia cava superior são geralmente linfomas, cancro do pulmão, especialmente células escamosas e pequenas células, cancro da mama, especialmente do lado direito, tumores de células germinativas e timomas.

O cancro mais comum é o cancro do pulmão, enquanto os tumores celulares embrionários e timomas são responsáveis por menos de 2% das causas de obstrução superior da veia cava. A obstrução da veia cava superior também pode ocorrer devido a linhas centrais estabelecidas nas veias jugulares internas. As causas não oncológicas da síndrome de obstrução da veia cava superior incluem sarcoidose, tuberculose, bócio retroesternal e fibrose mediastinal idiopática. Também pode ocorrer como uma consequência a longo prazo da radioterapia.

**A síndrome da veia cava superior** é um diagnóstico clínico. Uma tomografia computorizada do tórax (TAC) pode ajudar a identificar o local da obstrução e a presença de colaterais, se existirem.

Como a síndrome da veia cava superior geralmente se manifesta antes de um diagnóstico de cancro, uma tomografia computorizada também ajudará a localizar o local da biópsia do tumor. Em doentes pediátricos, é importante lembrar que a anestesia para biopsia pode levar a uma intubação difícil ou prolongada devido à compressão das pequenas vias respiratórias pelo tumor.

As investigações da medula óssea para o estadiamento da doença podem ter de ser adiadas até o doente estar estável. O tratamento da síndrome da veia cava superior é para iniciar o tratamento do cancro. A radioterapia já não é utilizada rotineiramente. A maioria dos doentes responde aos esteróides, que são utilizados para tratar o cancro, bem como para reduzir o inchaço. Se um trombo estiver presente, os cateteres centrais devem ser removidos e a anticoagulação ou a terapia trombolítica deve ser iniciada.

A terapia trombolítica não deve ser utilizada a menos que se tenha excluído a metástase no cérebro. A radioterapia é utilizada para os pacientes que falharam na quimioterapia, especialmente em casos de cancro do pulmão de pequenas células.

O Stenting da veia cava superior pode ser utilizado em quem tenha falhado na quimioterapia ou radioterapia. O stent irá aliviar os sintomas imediatamente, mas permanece para o resto da vida do paciente.

*Etapa 1:* Algoritmo de acção que retoma a obstrução das vias aéreas requerendo intubação (com pequeno tubo endotraqueal) e ventilação antes do tratamento definitivo. Posição sobre um suporte para facilitar a drenagem venosa. Não dar injecções intravenosas ou intramusculares na extremidade superior.

*Passo 2: Efectuar a visualização*

- Tomografia computorizada (TAC) do tórax com ou sem venografia

- Estes pacientes podem não ser capazes de se deitarem numa posição horizontal para um TAC ao tórax

- Devem ser entubados antes de se iniciar uma tomografia computorizada ou uma terapia empírica

- Venograma da extremidade superior ou ultra-som duplex para pacientes com um cateter venoso central na extremidade superior para descartar trombos venosos.

*Passo 3: Confirmação do diagnóstico*

- Fazer uma biopsia antes de iniciar a terapia, se o diagnóstico não for claro. Correctamente

Deverão ser tomadas medidas hemostáticas adequadas aquando da realização de procedimentos invasivos.

- As directrizes de tratamento actuais salientam a importância de um diagnóstico histológico preciso antes de iniciar a terapia

*Passo 4: Quimioterapia e corticosteróides*

- Podem ser utilizados, especialmente em quimioterapia/ tumores sensíveis aos esteróides.

*Passo 5: Radioterapia*

- Este é o tratamento padrão para tumores sensíveis, mas pode levar várias semanas para que os efeitos se manifestem. Os esteróides são normalmente utilizados para prevenir edemas pós-radiação, especialmente se houver edema laríngeo pré-existente.

- Na maioria dos casos, o PT de emergência já não é considerado necessário no momento da admissão.

*Passo 6: Stenting da veia cava superior*

- Eficácia comprovada e capacidade de aliviar os sintomas da síndrome da veia cava superior.

- As directrizes actuais recomendam uma abordagem endovascular inicialmente em doentes com sintomas graves. (Strydor devido a obstrução central das vias aéreas, edema laríngeo, coma devido a edema cerebral).

*Passo 7: Trombólise e anticoagulação prolongada*

- As técnicas endovasculares servem como estratégia de "salvamento" para pacientes com sintomas de risco de vida, tais como edema cerebral, edema laríngeo ou choque hemodinâmico. Normalmente evitam a intervenção cirúrgica em pacientes com esperança de vida limitada.

- Os doentes com trombose extensa ou lesões estenóticas podem ser considerados para trombólise local dirigida por cateter ou trombectomia endovascular mecânica.

*Passo 8: Tratamento cirúrgico*

- O tratamento cirúrgico deve ser considerado em doentes com timoma maligno, carcinoma tímico e em doentes seleccionados com cancro do pulmão de células não pequenas, juntamente com outras terapias adjuvantes.

## Obstrução do tracto urinário

A obstrução do tracto urinário manifesta-se por dor no abdómen ou no lado,
diminuição da micção ou anúria. O doente pode ser anasarca devido à retenção de fluidos. A obstrução do tracto urinário é causada por cancros urológicos ou ginecológicos ou mesmo em casos de linfoma abdominal.

A tomografia computorizada para diagnosticar o local de obstrução e para fazer uma biópsia pode ser útil. A nefrostomia percutânea ou drenagem suprapúbica pode ser inserida para aliviar a obstrução. Anuria é frequentemente acompanhada de poliúria, pelo que a desidratação e os desequilíbrios electrolíticos devem ser monitorizados de perto.

## Aumento da pressão intracraniana

Os pacientes podem entrar com dores de cabeça, perturbações visuais, estrabismo ou mesmo convulsões. Ao exame, o doente pode ter alterado a respiração, estrabismo ou papiledema. O 6º nervo craniano é o mais frequentemente envolvido. As manifestações dependem do tamanho da lesão. O PIC elevado é geralmente causado por tumores primários ou metástases no cérebro. As metástases ocorrem nas bacias cerebrais e na matéria cinzento-branca. Tumores intracranianos primários como os medulloblastomas ou gliomas, bem como metástases de tumores como o cancro da mama, melanoma e carcinoma de células renais são causas importantes de ICP elevado. Não só um tumor, mas também o inchaço pode levar a uma tensão arterial elevada. Considerar causas como trombose e síndrome do seio cavernoso se o paciente já estiver a tomar medicamentos de quimioterapia, especialmente a L-asparaginase. Embora a ressonância magnética (RM) do cérebro seja o exame de escolha, a TC pode ser mais fácil e mais rápida se o paciente estiver instável. A venografia é necessária se houver suspeita de trombose.

O tratamento consiste geralmente na iniciação de esteróides, geralmente dexametasona, manitol ou 3% de soro fisiológico. Estas medidas devem ser iniciadas assim que for feito o diagnóstico clínico de PIO elevada, mesmo antes da confirmação radiológica. Alguns pacientes necessitarão de desvio de fluidos em casos de hidrocefalia, com colocação de um shunt ventriculoperitoneal ou de um shunt ventriculoatrial. A quimioterapia ou radioterapia pode ser administrada para metástases. A irradiação do cérebro inteiro é geralmente realizada para

metástases múltiplas, enquanto que a cibercirurgia ou a radiocirurgia podem ser usadas para lesões únicas.

## Compressão da medula espinal

A compressão da medula espinal (SCC) é a condição mais comum.

A maioria dos casos deve-se ao cancro do pulmão ou ao linfoma de Hodgkin.

*Passo 1: Cuidados intensivos*

A compressão da árvore traqueobrônquica, causando compressão das vias aéreas, é uma ajuda aérea de emergência que requer intubação (utilizando um pequeno tubo endotraqueal) e ventilação antes do tratamento definitivo. Posição sobre um suporte para facilitar a drenagem venosa. Não dar injecções intravenosas ou intramusculares na extremidade superior.

*Passo 2: Fazer a visualização*

- A tomografia computorizada (TAC) do tórax, com ou sem venografia, é o diagnóstico de

- Estes pacientes podem não ser capazes de se deitarem numa posição horizontal para um TAC ao tórax

- Devem ser entubados antes de se iniciar uma tomografia computorizada ou uma terapia empírica

- Venograma da extremidade superior ou ultra-som duplex para pacientes com um cateter venoso central na extremidade superior para descartar trombos venosos.

*Passo 3: Confirmação do diagnóstico*

- Efectuar uma biopsia antes de iniciar a terapia se o diagnóstico não for claro. Devem ser tomadas medidas hemostáticas adequadas quando são realizados procedimentos invasivos.

- As actuais directrizes de tratamento salientam a importância de um diagnóstico histológico preciso antes de iniciar a terapia.

*Passo 4: Quimioterapia e corticosteróides*

- Podem ser utilizados, especialmente em quimioterapia/ tumores sensíveis aos esteróides.

*Passo 5: Radioterapia*

- Este é o tratamento padrão para tumores sensíveis, mas pode levar várias semanas para que o efeito se manifeste. Os esteróides são normalmente utilizados para prevenir edemas pós-radiação, especialmente se houver edema laríngeo pré-existente.

- Na maioria dos casos, o PT de emergência já não é considerado necessário no momento da admissão.

*Passo 6: Stenting da veia cava superior*

- Eficácia comprovada e capacidade de aliviar os sintomas da síndrome da veia cava superior.

- As directrizes actuais recomendam uma abordagem endovascular inicialmente em doentes com sintomas graves. (Strydor devido a obstrução central das vias aéreas, edema laríngeo, coma devido a edema cerebral).

*Passo 7: Trombólise e anticoagulação prolongada*

- As técnicas endovasculares servem como estratégia de "salvamento" para pacientes com sintomas de risco de vida, tais como edema cerebral, edema laríngeo. Evitam normalmente a cirurgia em pacientes com esperança de vida limitada.

- Os doentes com trombose extensa ou lesões estenóticas podem considerado para trombólise local por cateter ou trombectomia endovascular mecânica.

*Passo 8: Tratamento cirúrgico*

- O tratamento cirúrgico deve ser considerado em doentes com timoma maligno, carcinoma tímico e doentes seleccionados com cancro do pulmão não pequeno, juntamente com outras terapias adjuvantes

## Obstrução do tracto urinário

A obstrução do tracto urinário manifesta-se por dores abdominais ou de flanco, diminuição da micção ou anúria. O doente pode ser anasarca devido à retenção de fluidos.

A obstrução do tracto urinário é causada por cancros urológicos ou ginecológicos ou mesmo em casos de linfoma abdominal.

A tomografia computorizada para diagnosticar o local da obstrução e para fazer uma biópsia pode ser útil.

Uma nefrostomia percutânea ou drenagem suprapúbica pode ser inserida para aliviar a obstrução. Anuria é frequentemente acompanhada de poliúria, pelo que a desidratação e o desequilíbrio electrolítico devem ser monitorizados de perto.

## Aumento da pressão intracraniana

Os pacientes podem entrar com dores de cabeça, perturbações visuais, estrabismo ou mesmo convulsões. Ao exame, o doente pode ter alterado a respiração, estrabismo ou papiledema. O 6º nervo craniano é o mais frequentemente envolvido. As manifestações dependem do tamanho da lesão. A PIO elevada é geralmente causada por tumores cerebrais primários ou por metástases cerebrais. As metástases ocorrem nas áreas da bacia hidrográfica do cérebro e na matéria cinzento-branca.

Tumores intracranianos primários como os medulloblastomas ou gliomas, bem como metástases de tumores como o cancro da mama, melanoma e carcinoma de células renais são causas importantes de PIO elevada. Não só um tumor, mas também o inchaço pode levar a uma pressão sanguínea elevada. Considerar causas como trombose e síndrome do seio cavernoso se o paciente já estiver a tomar medicamentos de quimioterapia, especialmente a L-asparaginase. Embora a ressonância magnética (RM) do cérebro seja o exame de escolha, a TC pode ser mais fácil e mais rápida se o paciente estiver instável. A venografia é necessária se houver suspeita de trombose. O tratamento consiste geralmente na iniciação de esteróides, geralmente dexametasona, manitol ou 3% de soro fisiológico. Estas medidas devem ser iniciadas assim que for feito o diagnóstico clínico de PIO elevada, mesmo antes da confirmação radiológica. Alguns pacientes necessitarão de desvio de fluidos em casos de hidrocefalia, com colocação de uma derivação ventriculoperitoneal ou derivação ventrículo-atrial. A quimioterapia ou radioterapia pode ser administrada para metástases. A irradiação do cérebro inteiro é geralmente realizada para múltiplas metástases, enquanto que a cibercirurgia ou radiocirurgia pode ser utilizada para lesões únicas (até 15).

### Compressão da medula espinal

A compressão da medula espinal (CCS) é a emergência mais comum do cancro que requer intervenção cirúrgica. É definida como uma compressão, deslocação ou obstrução do saco dural, que envolve a medula espinal ou cauda equina, no cancro. Os doentes têm um historial de dores nas costas, formigueiro, dormência ou fraqueza nas extremidades, especialmente nas extremidades inferiores, ou incontinência urinária e/ou de fezes. O exame pode revelar inchaço nas costas, dor na coluna, défices motores ou sensoriais nas extremidades, hiperreflexia, sintoma positivo de Babinski e diminuição do tónus anal. A coluna torácica é a área de envolvimento mais comum, seguida pela região lombossacral. Os cancros que podem levar a SCC são metástases da mama, pulmão, próstata, linfoma não-Hodgkin; disseminação intraspinal de neuroblastoma ou uma lesão esquelética com melanoma causando colapso espinal. Uma RM da coluna vertebral ajuda a delinear a lesão e a planear a terapia. Se uma ressonância magnética não estiver disponível ou estiver contra-indicada, deve ser realizada uma mielografia tomográfica computorizada. O tratamento deve ser urgente, pois o atraso pode levar a danos neurológicos irreversíveis. O tratamento inclui descompressão com cirurgia, glucocorticoides e radioterapia (RT). A radioterapia é geralmente o tratamento preferido. Não há consenso sobre a dose de esteróides, mas doses mais elevadas podem levar a mais efeitos secundários, tais como gastrite, infecções ou psicose. A cirurgia é normalmente realizada se houver sinais de instabilidade da coluna vertebral. A estabilidade da coluna vertebral pode ser avaliada utilizando o sistema de pontuação Patchell. Esta avaliação utiliza 6 critérios, nomeadamente localização do tumor, qualidade da lesão óssea (lítica/blástica/misturada), alinhamento espinal, colapso do corpo vertebral, dor, e lesões vertebrais posteriores.

### Compressão maligna da medula espinal

Um doente de 68 anos com carcinoma da próstata apresenta dores crescentes nas costas que irradiam para a perna direita, acompanhadas de fraqueza e dificuldade em andar e de funcionamento da bexiga e do intestino prejudicados.

### Passo 1: Cuidados intensivos

a) O alívio da dor com analgésicos adequados é uma prioridade nestes pacientes.

b) Consulta imediata com um neurocirurgião para salvar o membro

c) Devem ser tomadas precauções especiais ao transportar estes pacientes.

### Passo 2: Fazer imagem

- Em pacientes com um alto índice de suspeita e sintomas sugestivos de metástase óssea, a RM é o padrão ouro de diagnóstico.

- Uma alternativa é uma tomografia computorizada da coluna vertebral.

- É importante visualizar toda a coluna vertebral uma vez que várias áreas de compressão podem estar presentes.

### Passo 3: Começar com glucocorticoides

a) A dexametasona é indicada em doentes com perturbações do movimento ou sinais radiológicos de compressão nervosa.

b) É administrado como dose inicial intravenosa de 10-16 mg e depois 4 mg. de 4 em 4 horas.

c) Idealmente dentro de 12 horas após o início dos sintomas. A terapia final com radioterapia ou cirurgia deve ser introduzida e os esteróides devem ser rapidamente retirados, geralmente dentro de 10-12 dias.

d) Utilizar inibidores da bomba de protões ou $H_2$-bloqueadores juntamente com corticosteróides de alta dose.

### Passo 4: Considerar cirurgia

É indicado na maioria dos casos, especialmente em pacientes com bom estado funcional. As indicações são: instabilidade espinal acentuada, sintomas que progridem rapidamente, sintomas progressivos durante a radioterapia quando é necessário tecido para o diagnóstico, tumores resistentes à radioterapia.

O tratamento cirúrgico agressivo e a LT pós-operatória devem ser considerados para aqueles com um melhor prognóstico ou que se espera que tenham uma possível recuperação neurológica.

### Passo 5: Considerar a radioterapia

- Este é o principal tratamento para pacientes com e sem deficiência motora.

- Normalmente combinado com cirurgia de estabilização da coluna vertebral.

### Passo 6: Considerar a terapia quimio-hormonal

- A quimioterapia hormonal e o ácido zoledrónico devem ser considerados para um tumor sensível, como o cancro da próstata, tumor testicular ou linfoma.

### Obstrução aguda das vias aéreas

Diz-se que a obstrução aguda das vias aéreas ocorre quando um paciente tem dispneia e/ou estridor. Isto pode resultar de obstrução ao nível ou acima do nível dos brônquios principais do tronco. Se a dispneia ocorrer durante o exercício, normalmente indica um diâmetro das vias aéreas inferior a 8 mm. Se ocorrer em repouso, sugere que o diâmetro das vias respiratórias é inferior a 5 mm. "Síndrome de estenose traqueal" refere-se a um conjunto de sintomas que consistem em falta de ar, tosse, pieira e estridor, e é observado em cerca de 85% dos pacientes com tumores traqueais primários. A hemorragia é observada em 45% dos doentes com neoplasias obstrutivas. O stridor é um sinal ameaçador e requer intervenção urgente.

Considerar causas não malignas, tais como angioedema, infecções ou aspiração de corpos estranhos, especialmente em crianças. Os cancros que podem causar obstrução aguda das vias respiratórias são tumores na cabeça e pescoço e tumores resultantes dos pulmões. A laringoscopia e a broncoscopia podem ajudar a identificar lesões e a fazer uma biopsia. A tomografia computorizada para detectar lesões nas vias respiratórias inferiores. Os esteróides e a radioterapia são utilizados para reduzir a obstrução. O Stenting pode ser necessário se a lesão for externa. Alguns centros podem também utilizar broncoscopia com laserterapia ou terapia fotodinâmica se a compressão for interna.

*Critical Care Medicine: An Algorithmic Approach, 1ª Edição Autor : Alexander Goldfarb-Rumyantzev*

## EMERGÊNCIAS METABÓLICAS OU HORMONAIS

As emergências de carboidratos incluem as seguintes condições hiperglicémicas: cetoacidose diabética (DKA), estado hiperglicémico hiperosmolar (HHS ou HHS) e emergências hipoglicémicas.

Deficiência de insulina, aumento dos níveis de hormonas que neutralizam a insulina (cortisol, glucagon, hormona de crescimento e catecolaminas), e resistência periférica à insulina, levando à hiperglicemia, desidratação, cetose e desequilíbrio electrolítico. A DKA ocorre normalmente em doentes jovens com diabetes tipo 1 insulino-dependente, enquanto que a GHS ocorre normalmente em pessoas mais velhas com diabetes tipo 2, seja em agentes hipoglicémicos orais ou insulina. A principal diferença fisiopatológica é a ausência de insulina em circulação na DKA e a presença da função residual da insulina no HGS, que previne a lipólise e a cetose.

### Situações de emergência hiperglicémicas

Uma paciente de 18 anos de idade foi admitida no serviço de urgência com febre alta, taquipneia e pensamento alterado. Ela teve diarreia durante 3 dias, que era aguada e de grande volume. Ao exame, descobriu-se que ela tinha uma febre de 38,3 C° . A sua pulsação era de 130 batimentos por minuto e a sua pressão sanguínea era de 90/70 mmHg. Tinha uma escama de coma de Glasgow de 9 e uma glicose de 26,6 mmol/l na admissão. Não havia historial de diabetes.

## Diferenças entre DKA e HHS

|  | Diabético cetoacidose | Hiperglicemia síndrome hiperosmolar |
|---|---|---|
| Ketoacidose | Profundo | Mínimo ou nenhum mínimo |
| Glucose | ~ 13,89 -33,3 mmol/l | Frequentemente >50 mmol/l |
| HCO3 | <15 mEq/l | >15 mEq/l |
| Osmolaridade | 300-325 mOsm | Frequentemente >350 mOsm |
| Idade | Jovem | Os idosos |
| Início | Aguda; de horas a dias | Crónico; dias a semanas |
| Relacionado com diabetes | Nem sempre | Relacionado |
| Cãibras | Muito raramente | Muitas vezes |
| Coma | Raramente | Muitas vezes |
| Níveis de insulina | De muito baixo a zero | Poderia ser normal |
| Mortalidade | 0-10% (depende do estado inicial) | 20-40% |
| Desidratação | Pesado | Profundo |

### Passo 1: Iniciar terapia intensiva

- Inserção urgente de dois cateteres periféricos intravenosos de lúmen largo para terapia de infusão volumétrica.

- Realizar análises ao sangue para um perfil metabólico completo e outros testes relevantes.

- Um cateter central deve ser inserido na presença de hipotensão grave, acidose grave, parâmetros cardiorespiratórios ou renais deficientes, falta de acesso periférico, grande necessidade de infusões repetidas.

- Infusão de 1 litro de cloreto de sódio a 0,9% durante 1 hora.

- Antes de iniciar a insulinoterapia, o nível sérico de potássio deve ser >3 mEq/L!

**Passo 2: Faça um historial focalizado e realize um exame físico.**

**Exame**

- Um historial de resistência à insulina em doentes com diabetes é comum e indica frequentemente um diagnóstico de DKA ou HGS.

- A DKA também pode ser a primeira manifestação nos jovens.

- Um exame físico minucioso ajuda a encontrar a causa desencadeante e/ou possível foco de infecção, que é frequentemente o gatilho da síndrome hiperglicémica.

- Um historial de inibidores de SGLT2 (capaglifosina, empaglifosina ou dapaglifosina) qualquer um destes pode levar a uma cetoacidose diabética eugilíaca devido a falência renal permanente.

**Passo 3: Enviar os testes necessários para o laboratório**

- Painel metabólico incluindo electrólitos, bem como magnésio e fosfatos de soro.

- Nitrogénio ureico no sangue e creatinina plasmática (pode ser falsamente elevado devido à influência da análise química sobre as cetonas).

- Gases sanguíneos arteriais com ruptura aniónica.

- Hemograma geral com contagem diferencial.

- Análise de urina e cetonas utilizando uma tira-teste.

- Cetonas de soro.

- Electrocardiograma, raio-X torácico.

- Triagem de uma possível causa infecciosa como gatilho para um estado hiperglicémico.

**Tratamento**

1. Terapia de infusão e correcção de anomalias electrolíticas.

2. Terapia intravenosa da insulina.

3. Esteja atento a complicações.

4. Tratar a causa provocadora.

**Passo 4: Terapia de infusão**

- Os pacientes com DKA e HGS têm geralmente hipovolemia grave devido a deficiência absoluta ou relativa de insulina, levando a uma diurese osmótica.

- A perda média de líquidos com DKA e HGS é de 8-10 litros. O HGS pode resultar em perdas de fluidos superiores a 10 litros. O objectivo é repor a perda total de volume em 24-36 horas, com 50% do fluido de ressuscitação administrado durante as primeiras 8-12 horas.

- Em doentes hipotensos, utilizar cristalóides para restaurar o volume de sangue em circulação.

- Os cristaloides são os fluidos iniciais de escolha, independentemente do nível de sódio. A reanimação dos fluidos é iniciada com 15-20 ml/kg/h de cloreto de sódio a 0,9% durante as primeiras duas horas.

- Após o bolo inicial, a taxa de reposição de fluidos pode ser reduzida para 4-14 ml/kg/h. O tipo de fluido será determinado pela estabilidade hemodinâmica, níveis de sódio e urina.

- Solução semi-isotónica (0,45%) a uma taxa de aproximadamente 250-500 ml/h se o soro de sódio estiver normal ou elevado.

- Em caso de hiponatremia, a solução isotónica continua a uma taxa de 250-500 ml/h.

- Em pacientes com HGS, comorbilidades como a disfunção renal e cardíaca requerem uma monitorização mais estreita da hemodinâmica.

- A rápida correcção do sódio e osmolalidade pode levar a edema cerebral.

- A hipomagnesemia ocorre nas fases iniciais da DKA e requer correcção. Monitorizar os níveis de magnésio no soro.

- O empobrecimento do fósforo é comum na DKA. Recomenda-se a correcção, para depleção grave (<1 mg/dL) e em doentes com insuficiência respiratória, insuficiência cardíaca e anemia hemolítica.

- Infusão de bicarbonato de sódio: a acidose metabólica melhora com a restauração do volume intravascular e da perfusão dos tecidos. Há um papel limitado para a terapia com bicarbonato de sódio, uma vez que não foi demonstrado que melhore o resultado na DKA. Além disso, a terapia com bicarbonato está associada a efeitos secundários como o aumento da acidose intracelular e cerebrospinal paradoxal, aumento da produção de $CO_2$, efeitos adversos na oxigenação dos tecidos e alcalose metabólica após a terapia.

- A terapia com bicarbonato pode ser considerada nas seguintes situações: - Quando o pH é consistentemente inferior a 7,0; após 2-3 horas de tratamento; quando o choque hipotensivo não é passível de substituição rápida de fluidos e existe acidose metabólica grave persistente. Na presença de hipercalemia grave.

- Mesmo nestas circunstâncias, o bicarbonato só pode "ganhar tempo" até que outro tratamento corrija a acidose.

- O bicarbonato pode ser administrado como uma infusão de 100 mEq durante 4 horas até pH > 7,1.

### Passo 6: Iniciar a infusão intravenosa de insulina

- A insulinoterapia só deve ser iniciada após a correcção electrolítica da água ter sido realizada.

- Utilizar insulina regular (de acção curta) numa dose de 0,1 IU/kg de peso corporal como dose em bolo e depois 0,1 IU/kg/h como infusão contínua ou 0,14 IU/kg de peso corporal como infusão contínua sem dose em bolo.

- Quando os níveis de glucose plasmática atingem 11-13 mol/l, a taxa de infusão de insulina pode ser reduzida em 50% ou a uma taxa de 0,02-

0,05 IU/kg/h. Se os níveis de glucose no sangue não diminuírem em 2-4 mmol/l/h, a taxa de infusão de insulina deve ser duplicada.

- A taxa de redução da glucose no sangue deve ser inferior a 2-4 mmol/l/h. 				- A correcção rápida dos níveis de glucose no sangue pode levar a edema celular, principalmente em crianças, o que pode levar a convulsões e perturbações electrolíticas (hipocalemia, hipomagnesemia e hipofosfatemia).

**Passo 7: Monitorizar clínica e bioquimicamente a eficácia da terapia**

- Os seguintes sinais indicam uma melhoria clínica: melhoria do bem-estar, redução da taquicardia e taquipneia, melhoria do estado mental, capacidade de comer pela boca.

Os seguintes parâmetros bioquímicos indicam a resolução de DKA/HCV: níveis séricos de glucose abaixo de 11 mmol/l para DKA e abaixo de 13-16 mmol/l para HCV, níveis séricos de bicarbonato acima de 18 mEq/l, pH venoso acima de 7,30, intervalo sérico de aniões abaixo de 12 mEq/l, a diminuição do açúcar na urina, urina ou cetonas séricas determinadas pelo teste do nitroprussiato não são parâmetros fiáveis uma vez que este teste mede principalmente acetoacetato e acetona, enquanto que β-hydroxybutyrate é a cetona predominante em DKA grave, que normalmente não é medida em laboratório.

Pode haver um aumento paradoxal dos níveis de soro ou cetona na urina à medida que os pacientes melhoram devido à conversão do beta-hidroxibutirato em acetona e ácido acetoacético. Estimativa directa do beta-hidroxibutirato. Osmolalidade plasmática efectiva (excluindo a ureia no cálculo da osmolalidade) inferior a 315 mOsmol/kg. Delta anion gap/delta bicarbonato: para detectar anomalias metabólicas combinadas como buraco aniónico e não aniónico, acidose metabólica e alcalose metabólica.

**Passo 8: Mudar para insulina subcutânea quando estabilizada**

- Continuar com insulina IV até que os testes bioquímicos tenham estabilizado e o paciente tenha iniciado duas refeições por dia.

- Mudar para insulina subcutânea normal com metade da dose de insulina intravenosa total, seja como dose fixa ou como escala deslizante de insulina de acordo com o protocolo.

- A infusão IV deve ser interrompida 2 horas após a primeira dose subcutânea de insulina.

### Passo 9: Identificar os factores desencadeantes

- Os factores desencadeantes devem ser identificados e eliminados. Os factores comuns incluem: falta de insulinoterapia, infecções, pneumonia, septicemia, infecção do tracto urinário, trauma, pancreatite, enfarte do miocárdio, gravidez, AVC, tomar esteróides.

### Passo 10: Continuar a terapia de apoio

- Cateter urinário: considerar para hipotensão persistente, insuficiência renal, anúria, e consciência debilitada. Observar uma assepsia rigorosa durante a cateterização.

- Medir hemodinâmica: leituras estáticas tais como CVD, ou leituras dinâmicas em pacientes com choque. Considerar também nos idosos com comorbilidade, insuficiência cardíaca ou insuficiência renal, mesmo na ausência de hipotensão.

- As complicações tromboembólicas são comuns, pelo que a TVP deve ser evitada.

- Tubo nasogástrico: se a consciência for perturbada, inserir um tubo nasogástrico para evitar a aspiração de conteúdos gástricos.

- Prescrever antibióticos apropriados se a infecção for um possível gatilho.

## Hipoglicémia

Um paciente de 70 anos com diabetes mellitus tipo 2 apresentou queixas de mal-estar, náuseas, vómitos durante 2 dias, tonturas repentinas, suores, palpitações, sensibilidade alterada. A glicemia num glucómetro era de 2,33 mmol/l. A consciência debilitada em doentes diabéticos está mais frequentemente associada a hipoglicémia, mais frequentemente causada por medicação.

Os sintomas de hipoglicémia não são específicos e podem mascarar-se de problemas cardiorrespiratórios, neurológicos e mesmo psiquiátricos. O baixo limiar para verificar os níveis de açúcar no sangue em todos os doentes diabéticos deve ser excluído, uma vez que a hipoglicémia é uma condição que pode ser tratada em breve e, se não for controlada, leva a uma morbilidade e mortalidade graves.

**Passo 1: Identificar prontamente os sinais clínicos de hipoglicémia**

- Os sinais de hipoglicemia podem ser autonómicos, tais como suor, tremores, ansiedade, palpitações, fome, parestesias e taquicardia causadas por estimulação simpática.

- Podem não estar presentes em doentes com neuropatia autonómica ou naqueles que recebem bloqueios β.

- Alguns pacientes apresentam sintomas neurológicos, tais como sonolência, comportamento.

**Passo 2: Verificar imediatamente os níveis de glicose no sangue**

- O açúcar capilar deve ser verificado com urgência com um medidor de glucose à beira da cama. Se possível, uma amostra de glucose venosa deve ser enviada para o laboratório ao mesmo tempo. Os medidores de glicose no local de tratamento sobrestimam geralmente os valores de glicose na gama inferior. Sempre que houver suspeita de hipoglicemia, enviar sempre sangue para avaliação da glicose utilizando um analisador de glicose.

- A glicose não deve ser atrasada se não for possível verificar imediatamente os níveis de glicose no sangue.

- Se o nível de glucose no sangue for inferior a 3,89 mmol/l e os sintomas melhorarem com a administração de glucose, os sintomas do paciente podem estar relacionados com hipoglicémia.

**Etapa 3: Administrar glucose intravenosa**

- Resolver rapidamente a hipoglicémia administrando 50 ml de glicose intravenosa a 25-50%.

- Verificar os níveis de glucose no sangue após a infusão de glucose e repetir a injecção até os níveis de glucose excederem 3,89 mmol/l em duas leituras consecutivas

- Iniciar a infusão de glucose intravenosa após 6 horas com monitorização frequente dos níveis de glucose no sangue em pacientes que tomam insulina de acção prolongada, quando tomam agentes hipoglicémicos orais ou quando há insuficiência renal, pois são propensos a hipoglicémia recorrente.

**Passo 4: Considerar agentes alternativos em circunstâncias específicas.**

- O glucagon injectável pode ser administrado na dose de 1 mg por via intramuscular ou subcutânea, se o acesso venoso não for possível.

- Octreotídeo injectável 25-50 µg pode ser administrado subcutaneamente ou como uma infusão intravenosa em doentes com hipoglicémia resistente induzida por sulfonilureia ou hipoglicémia induzida por fármacos como o quinino ou a quinidina.

**Passo 5: Considerar desencadeadores de hipoglicémia em doentes diabéticos.**

- Falta de refeições/insuficiência alimentar. - Sobredosagem de insulina.

- Alteração da terapia/dosagem de medicamentos hipoglicémicos ou insulínicos.

- Uso simultâneo de drogas que causam hipoglicémia.

-Presença de insuficiência hepática ou renal.

**Passo 6: Considerar a hipoglicémia associada a outras condições (abuso de álcool, toxicodependência, perturbações hepáticas).**

- Na UCI, certas perturbações estão associadas à hipoglicémia e a monitorização frequente dos níveis de glicose no sangue deve ser realizada nestes doentes. A hipoglicémia é mais comum quando a alimentação enteral é intolerante e o doente não foi transferido para a nutrição parenteral.

***Causas comuns de hipoglicémia na unidade de cuidados intensivos:***

Administração de hipoglicemias orais, sepsis (incluindo malária), falência hepática, alcoolismo, crise adrenal (incluindo retirada de esteróides), drogas, gatifloxacina, quinina, derivados artesunatos, pentamidina, lítio, propoxifeno.

Muitos pacientes na UCI têm um estado mental alterado e/ou estão sob sedação, e um episódio de hipoglicemia pode passar despercebido nestes pacientes, pelo que a monitorização da glicemia é necessária para estes grupos de pacientes.

Muitos pacientes em unidades de cuidados intensivos estão em infusão intravenosa de insulina. A descontinuação ou intolerância da nutrição enteral e a interrupção da nutrição parenteral sem simultaneamente parar a insulina conduz à hipoglicémia.

A monitorização contínua dos níveis de glucose no sangue, se disponível, ajudará a detectar a hipoglicémia numa fase precoce.

**A hiperglicemia** é também um factor de risco independente de mortalidade e morbilidade em doentes com cancro na UCI. Vários factores contribuem para a hiperglicémia na UCI. Estes incluem hormonas contra-regulatórias (glucagon e cortisol), resistência à insulina hepática, terapia glucocorticoide, soluções contendo glucose, nutrição enteral e parenteral com elevado teor de gordura.

**Etapa 1: Verificar os níveis de glicose no sangue.**
Verificar a glicose capilar com um medidor de glicose devidamente calibrado no ponto de tratamento.

É necessário ter cuidado ao interpretar os resultados da glucose no ponto de tratamento de doentes com cancro com anemia, policitemia, hipoperfusão ou ingestão de medicamentos, o que pode interferir com as medições da glucose. A glucose arterial (em doentes com linha arterial) ou a glucose venosa podem ser mais precisas em doentes com choque vasopressor, hipoxia ou anemia.

O tratamento da doença subjacente não deve ser atrasado enquanto se aguarda um valor de glicose de laboratório.

**Passo 2: Avaliar o risco glicémico.**

- Os doentes devem ser questionados sobre o seu historial de diabetes, tratamento actual e níveis recentes de açúcar no sangue.

- Verificar os níveis de HbA1c para avaliar o controlo da glucose no sangue. - Verificar se existem comorbilidades tais como hipertensão, doença renal, doença hepática, pancreatite, doença obstrutiva crónica das vias respiratórias, obesidade e doença arterial coronária.      - Descubra a história dos medicamentos que causam hiperglicemia - corticosteróides, octreotídeos, β-adrenoblockers, diuréticos tiazídicos, niacina, inibidores da protease e neurolépticos.

**Passo 3: Determinar a frequência das medições da glucose no sangue.**

- Todos os doentes hemodinamicamente instáveis, especialmente os que recebem infusão intravenosa de insulina, devem ter os seus níveis de glicemia verificados de hora a hora ou mesmo com maior frequência.

- À medida que a condição se estabiliza, este intervalo pode ser prolongado.- Iniciar uma monitorização mais frequente da glucose se houver qualquer alteração na condição ou dieta dos pacientes.

**Passo 4: Determinar os níveis de glicose no sangue alvo.**

- A recomendação actual para doentes com cancro é que os níveis de glicose no sangue devem estar entre 7,78 mmol/l e 10,00 mmol/l.

- Os pacientes com uma duração prevista de estadia superior a 3 dias beneficiarão deste controlo.

- Para pacientes com uma estadia mais curta, pode haver um controlo mais liberal dos níveis de açúcar alvo.

- Um controlo mais liberal do açúcar no sangue é também recomendado para pacientes diabéticos.

**Etapa 5: Determinar a via de entrega da insulina.**

- Todos os agentes hipoglicémicos orais e insulina de acção prolongada devem ser descontinuados durante os primeiros dias de instabilidade.

- A infusão intravenosa de insulina de acção curta regular é o método de escolha em doentes críticos.

- Os seguintes grupos de pacientes podem ser candidatos à injecção subcutânea intermitente de insulina: terapia de redução da administração intravenosa de insulina com uma dieta oral.

**Passo 6: Decidir sobre um protocolo de entrega de insulina.**

O protocolo de insulina deve ser específico da instalação e gerido pela enfermeira.

- Devem ser feitos todos os esforços para formar enfermeiros, a fim de assegurar o cumprimento através de verificações periódicas.

- Protocolos dinâmicos de administração de insulina, idealmente informatizados, que podem monitorizar as tendências de subida ou descida dos níveis de glicose no sangue e ajustar as doses de insulina a uma gama mais desejável.

Por exemplo, um paciente diabético com um nível de açúcar no sangue de 13,89 mmol/l na admissão deve receber um bolo de 5 IU de insulina regular seguido de uma infusão de 3 IU/h de insulina. O próximo nível de açúcar no sangue após 1 hora é de 15 mmol/l, outro bolo de 5 IU de insulina regular e aumentar a infusão de insulina para 4 IU/h.

**Exemplo de um algoritmo de terapia com insulina intravenosa num doente grave.**

| Nível aleatório de açúcar no sangue (mmol/l) | Bolus (U) | Infusão (unidades/hora) | A 1-5 unidades/h | A >5 unidades/h |
| --- | --- | --- | --- | --- |
| 8,39-11,06 mmol/l | 0 | 2 | Aumentar em 1 unidade/h | Aumento de 2 unidades/h |
| 11,11-13,83 | 3 | 2 | Bolus 3 UI + aumentar 1 UI/h | Bolus 3 UI + incremento 2 UI/h |
| 13,89-16,61 | 5 | 3 | Bolus 5 UI + adição 1 UI/h | Bolus 5 UI + adição 2 UI/h |
| 16,67-19,39 | 8 | 3 | Bolus 8 UI + aumentar 1 UI/h | Bolus 8 UI + 2 UI/h de impulso |
| 19,44-22,17 | 10 | 4 | Bolus 10 UI + 2 UI/h de impulso | Bolus 10 UI + 3 UI/h de impulso |
| 22,22-24,94 | 10 | 5 | Bolus 10 UI + 3 UI/h de impulso | Bolus 10 UI + impulso 4 UI/h |
| >25 | 10 | 6 | Bolus 10 UI + incremento 4 UI/h | Bolus 10 UI + adição 4 UI/h |

Nível de glicose alvo: 7,78-10 mmol/l

Como outro exemplo, um paciente diabético com um nível de açúcar no sangue à admissão de 13, 89 mmol/l e função renal normal pode ser iniciado na escala 2 a 4 U/h. Um doente com insuficiência renal pode ser corrigido na escala 1 e um doente sem diabetes pode ser corrigido na escala 3 ou 4. O próximo controlo da glicemia após 1 hora deve ser de 15 mmol/l, a escala deve ser ajustada para cima (intervalo 13,94-16,67) e a taxa de infusão deve ser aumentada para 6 U/h. O próximo nível de glicemia será

14,67 (nível alvo 7,78-10 mmol/l), a escala deve deslocar-se horizontalmente para a direita para uma taxa de infusão de 9 U/h.

Outro exemplo de um algoritmo para a insulinoterapia intravenosa, dependendo do estado renal e da presença de diabetes.

| Nível de glucose no sangue RBS (mg/dl) | Escala 1 Deficiência renal. (v/v-ed/h) | Escala 2 diabetes (v/v-ed/h) | Escala 3 (IV-Ed/h) | Escala 4 (IV-E/h) |
|---|---|---|---|---|
| <3.56 | Tratar como hipoglicémia | Faça | Faça | Faça |
| 3.56-7.78 | zero | zero | zero | zero |
| 7.79-11.1 | 1 | 2 | 3 | 4 |
| 11.2-13.89 | 2 | 4 | 6 | 8 |
| 13.90-16.76 | 3 | 6 | 9 | 12 |
| 16,77-19.44 | 4 | 8 | 12 | 16 |
| 19.45-22,22 | 5 | 10 | 15 | 20 |
| >22,22 | 10 | 15 | 20 | 25 |

O tratamento do paciente deve ser iniciado a uma escala específica, dependendo do nível de açúcar de base e do cenário clínico. Nesta escala, para atingir o nível alvo de glicose de 7,78-10 mmol/l, a taxa de infusão de insulina deve ser deslocada horizontalmente para a escala seguinte ou anterior na mesma linha, se o açúcar se mantiver dentro da gama para essa linha. Se o nível de açúcar aumentar ou diminuir para outro intervalo, a taxa de infusão deve deslocar-se verticalmente para esse intervalo na mesma escala. Valor alvo RBS: 7,78-10 mmol/l.

**Passo 7: Evitar a hipoglicemia (glucose no sangue <3,89 mmol/l).**

- O controlo rigoroso dos níveis de glucose no sangue (4,44-6,11 mmol/l) leva a episódios de hipoglicémia em doentes com cancro, que podem afectar negativamente o seu resultado.

- Os seguintes grupos de doentes são mais propensos à hipoglicemia: insuficiência renal, diálise, insuficiência hepática, exaustão, insuficiência adrenal.

*Intolerância à alimentação enteral.*

- Parar imediatamente a infusão de insulina e dar 50 ml de solução de glucose intravenosa a 25% e repetir até que os níveis de glucose no sangue estejam abaixo de 5 mmol/l

- Verificar os níveis de glucose no sangue de 15 em 15 minutos e depois reduzir a frequência, dependendo da resposta clínica.

- Assegurar a ingestão adequada de hidratos de carbono e calorias, quer entérica quer parenteralmente, e evitar a cessação abrupta.

**Passo 8: Evitar grandes flutuações nos níveis de glicose. Concentrações na unidade de cuidados intensivos.**

- A variabilidade glicémica é expressa como o desvio padrão dos níveis de glicose no sangue.

- A variabilidade glicémica é um preditor independente da mortalidade numa população heterogénea de doentes em cuidados intensivos.

A eficácia da monitorização contínua ou quase contínua da glucose e/ou novos algoritmos destinados mais especificamente a reduzir a variabilidade glicémica, bem como os níveis médios de glucose no sangue, requer mais estudos clínicos em doentes de UCI antes de ser feita uma recomendação final.

**Passo 9: Evitar sub ou sobre-tratamento e preocupações de segurança.**

- O sobre- ou subtratamento da hiperglicemia representa um risco importante.

- A formação do pessoal da UCI é essencial para atrair o apoio das pessoas envolvidas no tratamento de doentes internados com hiperglicemia.

- Devem ser realizados controlos regulares e medidas tecnológicas para avaliar o cumprimento dos regimes de insulina e para atingir a gama alvo de glicose, prevenir a hipoglicémia e minimizar a variabilidade glicémica.

**Passo 10. Mudar para tratamento intermitente assim que a condição tiver estabilizado.**

- Mudar para a insulina subcutânea.

- A insulina de acção prolongada deve ser sobreposta à cessação da infusão de insulina para prevenir a hiperglicemia.

- A insulina intermitente de curta duração (seja em dose fixa ou numa escala deslizante) deve ser regulada de seis em seis horas antes da alimentação.

- Calcule a dosagem, tendo em conta o seu histórico de diabetes, tipo de diabetes, dose anterior de insulina, nível de stress, uso de esteróides, risco de hipoglicémia e estado clínico geral.


*Modern Critical Care Endocrinology, An Issue of Critical Care Clinics, 1ª Edição*
*Autor: Rinaldo Bellomo.*

## Hipercalcemia

A hipercalcemia é a perturbação metabólica mais comum observada em doentes com cancro e é uma das principais causas de mortalidade, bem como de morbilidade. Os cancros que se podem manifestar com hipercalcemia incluem mieloma, linfoma e cancros do pulmão, mama, colo do útero, ovários e rins.

A hipercalcemia é causada por: metástases ósseas, aumento da secreção da glândula paratiróide, tanto primária como secundária, aumento do calcitriol.

As lesões cancerosas libertam uma proteína relacionada com a hormona paratiróide (PTH-rP), mesmo na ausência de metástases ósseas. O PTH-rP comporta-se como a hormona paratiróide (PTH). causando reabsorção óssea e redução da libertação de cálcio dos rins. Não afecta a absorção de cálcio no intestino. Os níveis de calcitriol no soro também não são elevados. Os níveis da hormona paratiróide intacta (i-PTH) também não são elevados. Os níveis de i-PTH serão elevados no hiperparatiroidismo primário e são independentes da malignidade. É muito raro que um tumor produza PTH. As metástases ósseas também causam hipercalcemia, como se verifica nas metástases do cancro da mama. No entanto, o cancro da próstata, que se metástase extensivamente no osso, raramente causa hipercalcemia, o que significa que é a libertação de citocinas que causa hipercalcemia, e não a penetração directa no osso.

Os "ossos, pedras, gemidos e gemidos" pneumónicos são frequentemente utilizados para descrever os sintomas inespecíficos que ocorrem, indicando dor óssea, pedras nos rins, dor abdominal e sensibilidade alterada. Níveis séricos de cálcio acima de 2,6 mmol/l causam náuseas, vómitos, dor óssea, obstipação, polidipsia, poliúria e fraqueza. Sintomas neurológicos tais como confusão, sonolência aumentada, letargia e coma ocorrem quando os níveis excedem 3,5 mmol/l. A maioria dos doentes será também desidratada.

Não foi demonstrado que a medição de PTH-rP afecte o resultado. Contudo, os doentes com níveis de PTH-rP superiores a 12 mmol/l podem não responder aos bisfosfonatos e podem ser mais propensos a desenvolver hipercalcemia recorrente. Por outro lado, o cloreto sérico é o teste mais facilmente disponível, e a hipocloremia inferior a 100 mEq/l confirma o diagnóstico de hipercalcemia humoral. O tratamento consistirá em re-hidratação rápida e terapia com bisfosfonatos. As tiazidas devem ser evitadas uma vez que inibem a libertação de cálcio dos rins. Os fosfatos orais já foram utilizados anteriormente mas já não são recomendados, e os fosfatos intravenosos (IV) estão contra-indicados, uma vez que aumentam a produção de fosfato de cálcio. Os níveis de cálcio diminuirão durante as próximas 48-72 horas após a toma de bisfosfonatos. O calcitoninis é utilizado onde é desejável uma diminuição mais rápida (geralmente a normocalcemia é atingida em 12-24 h). Em casos com insuficiência renal ou insuficiência cardíaca, a hemodiálise pode ser a melhor forma de reduzir os níveis de cálcio.

O activador receptor do factor nuclear κB ligando (RANKL), encontrado na superfície dos precursores osteoclastos e o seu ligando (RANKL) segregado por linfócitos, e também encontrado na superfície dos osteoblastos e células estromais da medula óssea, estimula a diferenciação dos precursores osteoclastos e o início da reabsorção óssea. Denosumab é um anticorpo monoclonal humanizado com elevada afinidade e especificidade RANKLand aprovado para o tratamento da osteoporose pós-menopausa, bem como para a prevenção de metástases ósseas. Tem um papel potencial na hipercalcemia de doenças malignas. A osteoprotegerina, um receptor de isco RANKL e inibidor da maturação dos osteoclastos, também demonstrou corrigir a hipercalcemia.

### Tratamento da hipercalcemia

| *A droga* | *A dose habitual* |
| --- | --- |
| Solução fisiológica | Infusão rápida de 300-500 ml/h até euvolemia. Com cautela nos doentes com insuficiência cardíaca |
| Furosemide | 20-40 mg v/v a cada 12-24 h. Só depois de euvolemia. |
| Pamidronato | 60-90 mg v/v. Ajustar o tempo de infusão à depuração da creatinina |
| Ácido zoledrónico | 4 mg v/v. Utilização com precaução em doentes com insuficiência renal. |

| Esteróides: hidrocortisona ou prednisolona. | Hidrocortisona: 100 mg iv de 6 em 6 horas. Prednisolona: 60 mg por via oral diariamente. |
| --- | --- |
| Calcitonin | 4-8 IU/kg subcutaneamente ou intravenosamente a cada 12 horas. A taquifilaxia desenvolve-se rapidamente. |
| Denosumab | Actualmente em estudo, aprovado apenas para a prevenção de metástases ósseas |

*Nome abreviado:* v/v, intravenoso.

## Hipercalcemia

Emergências oncológicas tais como hipercalcemia, síndrome de lise tumoral, síndrome da veia cava e compressão da medula espinal são por vezes vistas como problemas intercorrentes ou ocorrem em alguns cancros.

Exemplo. Um homem de 58 anos com cancro de células renais metastásicas foi admitido com letargia, confusão, anorexia, náuseas e obstipação. Teve poliúria e polidipsia durante os últimos dias.

### Passo 1: Ressuscitação

- A hidratação é de extrema importância nestes doentes, e a soro fisiológico intravenoso deve ser administrado rapidamente após a confirmação de hipercalcemia. A soro fisiológico intravenoso aumenta a taxa de filtração glomerular e a excreção renal de iões de cálcio (Ca).

### Passo 2: Enviar e interpretar o teste

- Medir o cálcio soro ionizado (arterial ou venoso).
- Se o cálcio sérico total for medido, fazer um ajustamento para os níveis de albumina. Cálcio corrigido = cálcio total medido + [0,8 × (4,0 - albumina)].

- Avaliar a gravidade da hipercalcemia, suave: <12 mg/dl, moderada: 12-14 mg/dl e grave: >14 mg/dl.

- Verificar também creatinina de soro, fosfato e fosfatase alcalina. - Um baixo nível de cloreto sérico (<100 mEq/L) indica hipercalcemia de malignidade.

**Alterações do ECG na hipercalcemia**. As anomalias de ECG

reflectem potenciais transmembranas alteradas que afectam a condução, tais como o encurtamento do intervalo QT (frequente) e o prolongamento do intervalo QRS (níveis elevados). As ondas T podem aplanar ou inverter e podem desenvolver-se graus variáveis de bloqueio cardíaco.

### Passo 3: Terapia de infusão

- A hipercalcemia grave está geralmente associada a hipovolaemia grave. - Administrar 500-1000 ml de soro fisiológico na primeira hora e continuar a uma taxa de 200-300 ml/h até ao reabastecimento do volume e à obtenção de uma diurese de 100-150 ml/h.

- Em doentes com funções cardiorrespiratórias e renais comprometidas, a terapia agressiva de infusão deve ser administrada com cuidadosa monitorização hemodinâmica.

### Passo 4: Iniciar diuréticos após reabastecimento de fluidos

- Os diuréticos de laço não devem ser usados rotineiramente.

- Em doentes com insuficiência cardíaca e/ou insuficiência renal, é aconselhável utilizar diuréticos de laço para evitar a sobrecarga de volume.

- Considerar a prescrição de diuréticos de laço apenas quando a normovolemia tiver sido alcançada, uma vez que a hipovolemia causa hipoperfusão renal, impedindo a excreção do cálcio. A furosemida inibe a reabsorção do cálcio nos túbulos renais.

- Os diuréticos são particularmente úteis se se desenvolverem sinais de hipervolemia, secundários a uma terapia de infusão agressiva.

### Passo 5: Iniciar uma terapia específica

- Bifosfonatos terapêuticos de primeira linha, que bloqueiam a reabsorção óssea por osteoclastos.

Usar ácido zoledrónico com precaução em doentes com insuficiência renal e ajustar a dose de acordo com a depuração de creatinina.

Um anticorpo monoclonal humano, denosumab, liga-se ao RANKL (uma proteína solúvel essencial para a formação, função e sobrevivência dos osteoclastos).

**Tratamento da hipercalcemia**

| *A droga* | *Dosagem* | *Comentário* |
| --- | --- | --- |
| Solução fisiológica | 250-500 ml/h até euvolemia, então 100-150 ml/hr I.V., pode requerer Podem ser necessários 3-4 litros. | As infusões podem ser necessárias durante 1-3 dias, dependendo do estado do paciente e da função cardiovascular e renal. Cuidado em doentes com insuficiência cardíaca congestiva |
| Diurese alvo até 100 ml/h | | |
| Furosemide | 20-40 mg v/v | Após correcção de volume |

*Terapia de primeira linha*

| | | |
| --- | --- | --- |
| Bisfosfonatos | Pamidronato: 60-90 mg v/v para 2-24 h em 50-200 ml de soro fisiológico normal (NS) Permitir pelo menos 7 dias antes da retirada | Cuidado na insuficiência renal Pode causar sintomas semelhantes aos da gripe com febre, calafrios e dores de cabeça |
| Ácido zoledrónico: 4 mg v/v durante 15 min em 50 ml NS | | |
| Denosumab | 120 mg subcutaneamente a cada 4 semanas; injectar 120 mg adicionais nos dias 8 e 15 durante o primeiro mês | Hipertensão, fadiga, náuseas, artralgia e hipocalcemia |

*Terapia de segunda linha*

| | | |
| --- | --- | --- |
| Glucocorticoides | Prednisolona: 20-40 mg/dia por via | Hiperglicemia, imunossupressão |

| | oral<br>durante 10 dias | |
|---|---|---|
| Hidrocortisona:<br>100 mg por via<br>intravenosa a cada<br>6 horas durante 3<br>dias. | | |
| Calcitonin | 4-8 UI/kg<br>subcutaneamente<br>ou v/m a cada 12 h | Um início rápido, mas não longo |

### Passo 6: Reduzir a ingestão de cálcio

- Eliminar fontes dietéticas de cálcio.

- Parar de tomar medicamentos como diuréticos tiazídicos (aumentar a reabsorção de cálcio) e vitamina D, que aumentam os níveis de cálcio.

### Passo 7: considerar a diálise

- A diálise deve ser considerada em doentes com insuficiência renal e/ou insuficiência cardíaca congestiva quando a hidratação agressiva e os bifosfonatos não podem ser utilizados.

### Passo 8: Tratar a causa

- Tratar a malignidade com quimioterapia e radioterapia para controlar a hipercalcemia, se possível.

### Passo 9: Avaliar o prognóstico

- Os pacientes com malignidade avançada podem geralmente ter hipercalcemia.

### Hiponatremia e SIADH

Níveis baixos de sódio podem ocorrer como resultado do próprio tumor ou como resultado de tratamento. As manifestações podem ser simplesmente taquicardia, irritabilidade e hipotensão, ou bastante graves, tais como convulsões e coma. Os níveis de sódio são uma indicação de volume intracelular, pelo que níveis elevados de sódio podem levar a edema; enquanto que níveis baixos de sódio são uma indicação de volume intracelular esgotado. A hiponatremia evoémica resulta geralmente de síndrome de secreção inadequada da hormona antidiurética (SIADH) e é considerada como uma manifestação de cancro do pulmão de pequenas células. Pode também resultar de agentes quimioterápicos como a cisplatina (também causa nefropatia com perda de sal), ciclofosfamida, alcalóides barvínicos, ifosfamida e imatinibe. O tratamento da hiponatremia é para corrigir níveis baixos de sódio. A correcção rápida não é efectuada, pois pode levar à mielinólise da ponte. Correcção para o sódio por l de infusão = alteração no sódio sérico (Na) em mEq/L = [(infusão de sódio-Na em soro)/((peso em kg x 0,6) + 1)].

O teor de Na de 3% de soro fisiológico é de 513 mEq/l e o de 0,9% de soro fisiológico é de 154 mEq/l. O SIADH é tratado limitando a quantidade de água administrada; no entanto, garantir que o paciente não se desidrata. A medição da osmolalidade da urina e do soro ajudará no diagnóstico e tratamento do SIADH.

**Exemplo**. Um fumador crónico de 67 anos, diagnosticado com carcinoma de pequenas células, foi internado no hospital com sensação de debilidade, náuseas e tonturas. Os seus sinais vitais eram estáveis. Os testes funcionais ao fígado, ureia e creatinina eram normais. O sódio sérico era de 118 mEq/l e o potássio sérico era de 3,0 mEq/l.

### Passo 1: Iniciar o tratamento

- Avaliar e assegurar a patência das vias respiratórias num paciente com hiponatremia grave que não consegue manter a patência das vias respiratórias.

- O paciente pode necessitar de ventilação assistida.

Colocar um cateter periférico e ressuscitar com fluidos apropriados, se necessário.

- Num paciente com hipovolemia e hipo-osmolalidade simultâneas, a correcção do défice de volume deve ter prioridade sobre a correcção da osmolalidade.

- Num paciente com hiponatremia, a terapia inicial de infusão deve ser dada com cautela.

**Passo 2: Fazer um historial focalizado e realizar um exame físico. Exame .**

- Isto deve ser feito para avaliar a gravidade da hiponatremia e a urgência da correcção.

- Prestar atenção imediata aos sintomas neurológicos tais como dores de cabeça, letargia, atordoamento, desorientação, sonolência, perda de consciência ou convulsões, independentemente da duração da hiponatremia.

- Lembre-se que os sintomas de hiponatremia reflectem disfunções neurológicas causadas por edema cerebral. O edema cerebral é causado por uma diminuição da osmolalidade sérica, que faz com que a água se desloque para as células.

- Cuidado com outros sintomas de hiponatremia, tais como anorexia, náuseas, tonturas e desequilíbrio deficiente.

- Examinar os registos anteriores de níveis séricos de sódio para avaliar a forma crónica.

- Na hiponatremia crónica causada pela adaptação cerebral, os sintomas neurológicos são muito menos graves.

- Os doentes com hiponatremia crónica podem parecer assintomáticos apesar de uma contagem de soro inferior a 120 mEq/l.

- Os sintomas de hiponatremia crónica que podem ocorrer incluem náuseas, fadiga, letargia, vertigens, distúrbios de marcha, esquecimento, confusão e espasmos musculares.

- As convulsões e o coma não são normalmente observados na

hiponatremia crónica e reflectem frequentemente o agravamento agudo da hiponatremia.

- Pedir um historial de perda de líquidos ricos em electrólitos (antes de vomitar, diarreia ou tomar diuréticos), o que pode indicar hipovolemia.

- Pedir um historial de consumo excessivo de água.

- Identificar um historial de baixo consumo de proteínas e/ou alto consumo de líquidos. diuréticos, manitol, desmopressina (dDAVP), imunoglobulina intravenosa e medicamentos que actuam no sistema nervoso central, incluindo alguns antidepressivos, antiepilépticos e antipsicóticos.

- Pergunte por aí e procure quaisquer sinais e sintomas de insuficiência adrenal ou hipotiroidismo

- Uma história de hiponatremia.

- Procurar um historial de malignidade, VIH, falência hepática ou discrasia plasmocítica ou insuficiência renal.

- Procurar sinais de esgotamento do volume extracelular, tais como diminuição da turgor cutâneo, baixa pressão da veia jugular ou hipotensão ortostática/estável, que podem ser devidos a hipovolemia.

- Procurar sinais de sobrecarga de líquidos, tais como edema dos pés, ascite e derrame pleural, que podem estar associados a insuficiência cardíaca, cirrose do fígado ou insuficiência renal. Determinar a gravidade dos sintomas - suave, moderada ou grave.

- Determinar a necessidade de hospitalização - um paciente que desenvolve sintomas agudos com hiponatremia grave.

### Etapa 3: Determinar a etiologia

- Avaliar o estado volumétrico, medir a osmolalidade do soro e da urina, medir o teor de sódio na urina.

- Sempre que a hiperglicemia estiver presente, ajustar a concentração sérica de sódio para determinar o nível correcto de sódio e excluir a hiponatremia hipertensiva. Lembre-se de que a concentração de sódio irá diminuir aproximadamente 2 mEq/L a cada 100 mg/100 ml (5,5 mmol/L) de aumento dos níveis de glicose.

- Os doentes com soro lipémico, icterícia mecânica grave ou discrasia plasmocítica conhecida podem ter pseudo-hipponatremia. Este artefacto laboratorial ocorre quando o sódio é medido por fotometria de plasma.

- Descobrir se o paciente foi operado recentemente utilizando grandes volumes de soluções electrolíticas, fluidos de irrigação (por exemplo adenomas ou procedimentos intrauterinos) ou tratamento com manitol, glicerol ou imunoglobulina intravenosa, que causa hiponatremia isoosmolar ou hiperosmolar.

- Avaliar a concentração de creatinina sérica para determinar a taxa de filtração glomerular. Os diuréticos de tiazida (ou tipo tiazida), que são causas importantes de hiponatremia hipotónica, reduzem severamente a taxa de filtração glomerular glomerular.

- Em doentes com hiponatremia devido a insuficiência cardíaca ou cirrose, edema periférico clinicamente evidente e/ou ascite.

- Os pacientes sem edema com hiponatremia hipotónica são ou euvolemicos ou hipovolémicos.

- A maioria dos pacientes com hipovolemia pode ter sinais óbvios de esgotamento volumétrico; contudo, alguns pacientes com hipovolemia podem ter sinais mais subtis e são erroneamente considerados como eu-volemicos.

- Calcular a osmolalidade do soro.

Fórmula de cálculo: Osmolaridade = 2 x {Na (mmol/l) + K (mmol/l)} + glicose (mmol/l) + ureia (mmol/l) + 0,03 x proteína total (g/l)

**Factores de risco para complicações neurológicas na hiponatremia**

| Edema cerebral agudo | Síndrome de desmielinização osmótica |
| --- | --- |

| Pacientes pós-operatórios e mulheres jovens | Correcção demasiado rápida do soro de sódio Sódio inferior a 105 mEq/L Hipocalemia associada |
|---|---|
| Crianças | Pacientes subnutridos |
| Pacientes com polidipsia psicótica | Alcoólicos |
| Queimar doentes | |
| Mulheres mais velhas a tomar tiazides | |

Normal: 275-290 mOsm/kg. A osmolaridade do soro deve ser sempre medida em vez de calculada para diferenciar entre hipo, hiper e isoosmolar tipos de hiponatremia.

- A tonicidade do soro (osmolalidade sérica eficaz) é um parâmetro percebido pelos osmoreceptores; a tonicidade do soro controla a distribuição transcelular da água. A água pode atravessar livremente quase todas as membranas celulares e deslocar-se de uma área com uma tonicidade inferior (teor de água mais elevado) para uma área com uma tonicidade superior (teor de água mais baixo).

- A principal diferença entre tonicidade e osmolalidade é que a tonicidade reflecte a concentração de substâncias dissolvidas que são difíceis de penetrar através das membranas celulares (principalmente sais de sódio com uma pequena contribuição de glicose) e, portanto, controlar o movimento da água entre as células e o fluido extracelular.

- Por outro lado, a osmolalidade também inclui contribuições osmóticas de ureia e (se presentes) etanol ou outros álcoois ou glicóis, que são considerados osmolais "ineficazes" uma vez que podem passar e equilibrar-se livremente através da membrana celular e, portanto, têm pouco efeito no movimento da água.

- Um paciente com verdadeira hiponatremia terá uma osmolalidade sérica baixa.

- Osmolalidade urinária inferior a 100 mOsm/kg: com baixa osmolalidade sérica: sugere uma ingestão excessiva de água.

- Osmolalidade urinária superior a 100 mOsm/kg: reflecte excreção renal deficiente de água (por exemplo, cirrose hepática, insuficiência renal prerenal) ou sal (por exemplo, nefropatia com perda de sal) ou SIADH.

- A osmolalidade da urina pode ser calculada a partir dos dois últimos dígitos da gravidade específica da urina × 30.

- Medição da concentração de sódio urinário: menos de 20 mEq/l ou mais de 20 mEq/l.

- Medir a concentração de sódio na urina e avaliar o estado do volume ajudará a conhecer a etiologia.

- Estes parâmetros não são aplicáveis em doentes que recebem diuréticos ou que têm doenças renais congénitas.

### Passo 4: avaliar a gravidade da hiponatremia

- Hiponatremia suave - 130-134 mmol/l

- Hiponatremia moderada - 120-129 mmol/l

- Hiponatremia severa - menos de 120 mmol/l

### Passo 5: Enviar mais investigação

Para além da osmolalidade sérica, osmolalidade urinária e urina de sódio, enviar mais testes para descobrir a causa e a gravidade da hiponatremia.

- K, Cl, bicarbonatos de soro

- Glucose sérica, ureia, creatinina, proteína total, triglicéridos, ácido úrico.

- Gases sanguíneos arteriais

- Soro TSH, cortisol

- Urina - creatinina, ácido úrico

- Excreção fraccionada de sódio (FE Na) = (U Na × P Cr)/(P Na × U Cr) × 100.

**Passo 6: Níveis correctos de soro de sódio**

- O tratamento da hiponatremia em doentes hospitalizados tem quatro objectivos:

✓ Prevenir uma nova diminuição da concentração sérica de sódio.

✓ Reduzir a pressão intracraniana em doentes em risco de plexos cerebrais.

✓ Para aliviar os sintomas de hiponatremia

✓ Para evitar a sobre-correcção da hiponatremia.

*O tratamento da hiponatremia deve ser individualizado.*

Devem ser tidos em conta os seguintes factores:

✓ Severidade

✓ Duração

✓ Sintomas

- O risco de complicações é maior na hiponatremia aguda e requer uma terapia agressiva.

- A hiponatremia crónica com menor concentração sérica de sódio tem também um maior risco de complicações decorrentes de tratamentos excessivos e precisa de ser monitorizada para evitar a sobrecorrecção.

- Os doentes com hiponatremia sintomática aguda grave (ou seja, níveis séricos de sódio inferiores a 120 mEq/l) devem ser tratados no hospital.

- Os riscos de tratamento (desmielinização osmótica) devem ser equilibrados em relação aos benefícios. A correcção demasiado rápida do sódio é o factor de risco mais importante para a síndrome de desmielinização osmótica.

**Passo 7: Determinar a taxa de correcção do sódio**

- O objectivo da terapia inicial para a hiponatremia grave é aumentar os níveis séricos de sódio em 4-6 mg-eq/L no prazo de 24 horas. Assim, num doente sintomático, consegue-o dentro de 6 horas ou menos, e durante o resto do tempo basta manter para evitar a hipercorrecção. Em doentes sintomáticos, o sódio pode ser corrigido a 1-2 mEq/L durante as primeiras horas ou até que a convulsão desapareça.

Em pacientes assintomáticos, a taxa de correcção não deve exceder 0,5-1,00 mEq/l/h e menos de 8 mEq durante as primeiras 24 horas. Uma correcção de 4-6 mEq/L parece suficiente para evitar uma correcção rápida.

- Evitar a sobre-correcção da concentração sérica de sódio.

- Evitar solução isotónica em hiponatremia sintomática, excepto em estados hipovolémicos com síndrome de desmielinização osmótica (ODS). Num doente que necessita de tratamento de emergência, os níveis de sódio podem ser rapidamente corrigidos nas primeiras horas do período de 24 horas.

Sódio 1 mEq = 1 mmol = 23,0 mg. 1 g = 43,5 mmol

Potássio 1 mEq = 1 mmol = 39,1 mg. 1 g = 25,6 mmol

deficiência de Na+ (mmol/l) = (142 mmol/l - Na plasmático do paciente em mmol/l) - 0,2 peso corporal (kg). Se a correcção da desidratação hipotónica for realizada contra um fundo de acidose metabólica, o sódio é administrado como bicarbonato, em caso de alcalose metabólica como cloreto.

**Passo 8: Calcular o défice de sódio e a sua taxa de aumento.**

- Défice de sódio = água corporal total (TBW) × (Na desejado em soro - Na medido em soro).- TBW = peso corporal (kg) × Y.

| Y = | Crianças | Adultos homens | Adultos mulheres | Os idosos homens | Os idosos mulheres |
|---|---|---|---|---|---|
| 0,6 | 0,6 | 0,5 | 0,5 | 0,45 | 0,4 |

- Esta fórmula é utilizada principalmente no estado de volume reduzido e no SIADH para estimar a taxa inicial de administração de fluidos.

- Por exemplo, numa mulher de 60 kg com um nível sérico de sódio de 115 mEq/L para aumentar o sódio em 8 mEq/L nas primeiras 24 horas, a deficiência        de        sódio        =        240        eq.

- Uma solução hipertónica a 3% contém aproximadamente 500 mEq de sódio por litro, ou 1 mg eq por 2 ml. Assim, 480 mL (240 mEq de sódio) de solução hipertónica em 24 horas ou 20 mL/h aumentará o soro de sódio em 8 mEq (de 115 mEq/L para 123 mEq/L em 24 horas ou 0,25 mEq/h).

- Isto deve ser confirmado por medições em série frequentes de soro de sódio.

- Aumento dos níveis de soro de sódio com qualquer ingestão de fluido = (Infusão de sódio - soro de sódio)/Total de água corporal (TBW) + 1.

- Nos casos em que o potássio é adicionado ao líquido intravenoso, aumento do soro de sódio = [(infusão de sódio + potássio) - (soro de sódio)]/TBW + 1.

Por exemplo, numa mulher de 60 kg com um soro de sódio de 110 mEq/L, se 1 L de solução salina isotónica (contendo 154 mg-eq/L de sódio), o aumento estimado do soro de sódio seria de 4 mEq/L .

- Ou seja, o nível de soro de sódio será de 111,4 mEq/L após a administração de 1 L de soro fisiológico.

- Regra de ouro - Para solução salina hipertónica (3%). Taxa de infusão = peso (kg) × taxa de correcção desejada. Por exemplo, para corrigir 1 mEq/l/h numa pessoa com 50 kg- Taxa de infusão = 50 × 1 = 50 ml/hr.

Para corrigir para 0,5 mEq/l/h numa pessoa com 70 kg- Taxa de infusão = 70 × 0,5 = 35 ml/h.

- Para solução salina isotónica (0,9%) - 0,9 NaCl corrigido a 1-2 mEq/L para cada 1 L de NaCl.

- Lembre-se que estas fórmulas são aproximadas, uma vez que não têm em conta a translocação da água, a correcção da causa principal ou a perda permanente de água.

- Os níveis elevados de sódio devem ser sempre confirmados por medições repetidas de sódio.

- Se a osmolalidade do fluido de infusão for inferior à da urina, paradoxalmente, o sódio sérico pode cair após a infusão do fluido.

**Passo 9: euvolemico, hipoosmolar, hiponatremico Considerar Síndrome de Secreção Inadequada de ADH (SIADH)**

- Euvolemia clínica.

- O SIADH é a causa mais comum de hiponatremia em pacientes com osmolalidade urinária elevada na uevolemia.

- Diagnosticado depois de descartar outras etiologias.

- A taxa de excreção de sódio é determinada pela ingestão de sódio, como no normal. O SIADH está frequentemente associado à hipouricemia (concentração sérica de ácido úrico inferior a 4 mg/dL) devido ao aumento da excreção urinária de ácido úrico, e níveis baixos de nitrogénio ureico no sangue devido ao aumento da depuração da ureia.

- Soro de sódio inferior a 134 mEq/l

- Osmolalidade urinária mais de 300 mOsm/kg H $O_2$

- Concentração de sódio urinário superior a 40 mmol/l

- Função renal, hepática, adrenal e tiroidiana normal

- Osmolalidade sérica inferior a 275 mOsm/kg H $O_2$

- Em doentes com sintomas graves: dar 3% de solução hipertónica, verificar frequentemente os níveis séricos de sódio. Em doentes com confusão e letargia, administração inicial de solução hipertónica para aumentar os níveis séricos de sódio.

O objectivo é aumentar os níveis de soro de sódio em 1 mEq/l por hora durante 3-4 horas.

Os níveis séricos de sódio devem ser medidos após 2-3 horas e a taxa de infusão subsequente deve ser ajustada para alcançar uma taxa de correcção não superior a 6-8 mEq/L durante qualquer período de 24 horas.

- Em doentes assintomáticos e ligeiramente sintomáticos: a restrição de fluidos é a base do tratamento na maioria dos doentes com SIADH, com uma ingestão recomendada de menos de 800 ml/dia; não restringir o fluido na hemorragia subaracnoídea, uma vez que a restrição de fluidos pode contribuir para o vasoespasmo cerebral nestes doentes.

A restrição de fluidos é definida como a ingestão de menos fluidos do que os excretados com urina. Administrar pastilhas de sal oral (1 g NaCl = 17 mEq). Utilizar solução salina intravenosa, tal como a solução salina hipertónica, que deve ter uma concentração de electrólitos superior à concentração de electrólitos na urina. A solução isotónica raramente é eficaz e leva frequentemente a uma maior diminuição do soro de sódio. O potássio é tão osmoticamente activo como o sódio. Assim, dar potássio (geralmente com hipocalemia concomitante) pode aumentar a concentração sérica de sódio e a osmolalidade em doentes com hiponatremia. O sódio intracelular é transferido para o fluido extracelular em troca de potássio, e o cloreto extracelular move-se para as células com potássio, pelo que o aumento da osmolalidade celular promove a água livre nas células e aumenta os níveis de sódio.

- Se a diurese for muito baixa e a osmolalidade da urina for baixa, podem ser adicionados diuréticos de laço.

Os diuréticos em laço, como a furosemida, inibem a reabsorção de cloreto de sódio na parte ascendente espessa do laço Genle e interferem com o mecanismo de contra-fluxo e causam um estado de resistência à hormona antidiurética (ADH), resultando na produção de urina menos concentrada e aumento da perda de água.

- Se não houver contra-indicações, considere a prescrição de antagonistas de vasopressina (vaptans).

Existem vários receptores para vasopressina ADH: V1a, V1b e V2.

Os receptores V2 mediam principalmente uma resposta antidiurética, enquanto que os receptores V1a e V1b induzem principalmente vasoconstrição e mediam a libertação de hormona adrenocorticotrópica (ACTH), respectivamente. O receptor V2, Conivaptan, bloqueia os receptores V2 e V1a. Os antagonistas dos receptores Vasopressin causam diurese selectiva da água (também chamada aquaresis) sem afectar a excreção de sódio e potássio. A perda de água livre contribui para a correcção da hiponatremia. Há um aumento significativo da sede ao tomar estes medicamentos, o que pode limitar o aumento do sódio sérico. Tolvaptan oral está disponível e é recomendado para uso nestes doentes com hiponatremia devido à SIADH. Dosear 15 mg uma vez por dia até uma dose máxima de 60 mg. diariamente - Tolvaptan não deve ser utilizado por mais de 1 mês e não deve ser prescrito em doentes com doença hepática (incluindo cirrose). Conivaptan, um bloqueador de receptores V1a, pode prejudicar a função renal em doentes com cirrose como terlipressina, um agonista de receptores V1a, tem sido utilizado para tratar a síndrome hepatorrenal.

- Demeclocycline também pode ser administrada para SIADH numa dose de 600-1200 mg/dia.

- Em todos os casos de SIADH, eliminar a causa subjacente e eliminar quaisquer drogas com efeitos secundários.

Outras causas de hiponatremia hipoosmolar, como o hipotiroidismo, insuficiência adrenal, insuficiência renal e polidipsia psicogénica devem ser tratadas com restrição da água, terapia de reposição hormonal e tratamento da doença subjacente.

- A hiponatremia com osmostato reposto é uma variante do SIADH e deve ser suspeita em qualquer paciente com hiponatremia ligeira a moderada (normalmente entre 125 e 135 mEq/L) que se mantém estável ao longo do tempo apesar das flutuações do sódio e do equilíbrio hídrico. As recomendações SIADH não se aplicam a doentes com osmóstato reiniciado (quando a secreção de ADH é menor osmolalidade). O tratamento deve visar principalmente a doença subjacente (condições neurológicas tais como epilepsia ou paraplegia).

### Passo 10: hipervolemia, hipoosmolaridade, hiponatremia

- Considerar condições edémicas tais como cirrose, síndrome nefrótica, insuficiência cardíaca e insuficiência renal.

- Os doentes com hiponatremia devido a insuficiência cardíaca ou cirrose têm geralmente doença avançada e apresentam clinicamente edema periférico e/ou ascite juntamente com um diagnóstico prévio de insuficiência cardíaca ou hepática.

- Ainda não há provas de que a correcção da hiponatremia melhore as perturbações hemodinâmicas associadas à insuficiência cardíaca crónica grave subjacente, ou que melhore os resultados clínicos.

- As principais indicações para uma terapia específica hiponatremia verdadeira são uma concentração de sódio inferior a 120 mEq/l (hiponatremia grave) e/ou a presença de sintomas que podem estar associados à hiponatremia.

Na insuficiência cardíaca com hiponatremia devem ser tratados da seguinte forma: restrição de fluidos, diuréticos de loop, inibidor da enzima conversora da angiotensina (ECA) ou bloqueador dos receptores da angiotensina II (ARB) e diurético de loop, possivelmente adicionados para aumentar a concentração sérica de sódio.

Tolvaptan pode ter um papel no tratamento da hiponatremia em pacientes com insuficiência cardíaca crónica quando outras opções de tratamento não conseguiram elevar os níveis séricos de sódio acima dos 120 mEq/L e/ou aliviar os sintomas de hiponatremia. Tratamento da doença subjacente. Evitar a ingestão adicional de sódio.

### Cirrose hepática com hiponatremia

- Descontinuação de beta-bloqueadores, alfa-bloqueadores, diuréticos (especialmente diuréticos tiazídicos).

- Correcção da hipocalemia.

- Tratamento de pacientes com hipotensão persistente. A midodrina é normalmente utilizada para aumentar a tensão arterial em doentes com cirrose. Em doentes com sintomas graves, tentar elevar os níveis séricos de sódio com uma infusão de albumina e solução hipertónica.

- Hemodiálise para disfunções renais graves.

**Passo 11: hipovolémica, hipoosmolar, hiponatérmica**

- Considerar o estado de perda de volume (renal ou extra-renal).

- Devem ser corrigidos da seguinte forma:

   ✓ Reabastecimento de volume

   ✓ Tratamento da doença subjacente

Níveis baixos de sódio urinário (<20 mEq/L). Sódio urinário inferior a 20 mEq/L em doentes com hipovolemia causada por perda de fluido do tracto gastrointestinal (por exemplo, diarreia), movimento de fluido para o "terceiro espaço" (por exemplo, pancreatite), pacientes hipovolémicos hiponatremicos com alcalose metabólica causada por vómitos, a concentração de sódio urinário pode ser superior a 20 mEq/L, mas a concentração de cloreto urinário será baixa (inferior a 20 mEq/L).

Isto deve-se à alcalose metabólica com redução de volume e subsequente perda de bicarbonato na urina, que nega o sódio urinário como marcador de hipovolemia.

Níveis elevados de sódio e cloreto urinários (>40 mEq/L). Concentrações de sódio e cloreto tipicamente superiores a 40 mEq/l são observadas em hipovolemia e hiponatraemia, em doentes com perda de sal renal.

**Hiponatremia induzida por diuréticos**

- Pode imitar o SIADH como pode ser clinicamente euvolemico.

- Ocorre principalmente ao tomar diuréticos tiazídicos.

- Pode ocorrer dentro de poucos dias após o início dos diuréticos.

- Os pacientes mais velhos com baixo peso corporal são mais vulneráveis.

- Pode ser devido ao aumento do consumo de água.

- Tratável com descontinuação de diuréticos, isotónicos ou hipertónicos para solução sintomática

- Elevado risco de correcção rápida após a descontinuação dos diuréticos.

- É necessário um controlo rigoroso para evitar a desmielinização osmótica.

- Os pacientes com hiponatremia que apresentam sintomas e sinais clínicos de hipovolemia podem ter perda de fluido extrarrenal ou perda de fluido renal.

- Medição da urina. As concentrações de sódio e cloreto podem muitas vezes ser diferenciadas. - Em doentes sem edema com hiponatremia hipotónica, euvolemia ou euvolemia.

- Por vezes tanto o SIADH como a hiponatremia induzida por tiazídeos podem estar presentes devido à doença subjacente e ao diurético utilizado respectivamente.

**Esgotamento do sal cerebral (CSW)**

- Isto pode imitar o SIADH, uma vez que as descobertas laboratoriais são semelhantes.

- Hiponatremia com baixa osmolalidade plasmática.

- Osmolalidade de urina exageradamente elevada (> 100 mOsm/kg e geralmente

> 300 mOsm/kg).

- Concentração de sódio urinário acima de 40 mEq/l.

- Muito mais raro do que o SIADH.

- Ocorre durante danos agudos no SNC, principalmente com hemorragia subaracnoídea.

- Clinicamente hipovolémico.

- Nível normal de ácido úrico sérico.

- Aumento da excreção fracionária da taxa de ureia.

- Isto pode ser distinguido da SNSADG.

**Tratamento**

- Tratar as causas subjacentes à CSW, tais como a hemorragia subaracnoídea.

- Colocar um cateter central para avaliar o estado do volume.

- Reabastecimento do volume que corresponde à perda de urina.

- Quantidade necessária de sódio = deficiência de sódio × quantidade total de água no corpo.

- Produtos sanguíneos se a anemia estiver presente.

**Passo 12: Hiponatremia hiperosmolar**

- Considerar manitol hipertónico, glicina ou outros agentes osmóticos e hiperglicemia.

### Diferença entre SIADH e CSW

|  | CSW | SIADH |
| --- | --- | --- |
| Volume de plasma | Reduzido | Normal ou elevado |
| Balanço de sal | Negativo | O habitual |
| $H_2O$ equilíbrio | Negativo | Aumentado ou inalterado |
| Sinais de desidratação | há | Falta |
| Peso corporal | Diminuindo | Aumentado ou inalterado |
| WAC | Diminuindo | Elevado ou normal |
| Haematocrit | Aumentado | Elevado ou normal |
| Razão AMK/criação de creatinina | Aumentado | O habitual |

| Concentração de proteínas séricas | Alargado | O habitual |
|---|---|---|
| Concentração de soro de potássio | Aumentado ou inalterado | Reduzido ou sem alterações |
| Concentração sérica de ácido úrico | O habitual | Diminuindo |

*PKVP - pressão de* congestão capilar pulmonar, CVP - pressão venosa central, AMI - ureia sanguínea.

Pacientes com cirurgia de próstata ou uterina recente. A absorção de soluções não condutoras de glicina, sorbitol ou manitol para irrigação durante o TUR da próstata ou bexiga ou durante a histeroscopia ou cirurgia laparoscópica pode reduzir os níveis séricos de sódio aumentando o volume de fluido extracelular com estas soluções sem sódio.

- Tratamento: Parar a infusão. Correcção da hiperglicemia: parar ou reduzir a administração de glicose. Administrar insulina e fluidos. Levar a concentração de glicose no sangue a 4,7-8 mmol/l.

**Passo 13: Hiponatremia isosmolar**

- Excluir a pseudo-hipponatraemia (amostra de sangue inadequada, hiperlipidemia, paraproteinemia, discrasia de plasmócitos e pacientes com icterícia mecânica).

- Normalmente assintomático.

- Não é necessário qualquer tratamento.

Literatura

Critical Care Medicine: An Algorithmic Approach, 1st Edition
Author : Alexander Goldfarb-Rumyantzev 2023.

Modern Critical Care Endocrinology, An Issue of Critical Care Clinics, 1ª Edição
Autor : Rinaldo Bellomo 2019.

## SÍNDROME DE LISE TUMORAL (TLS)

Como o nome indica, estas condições de emergência resultam da morte tumoral, por vezes espontânea, mas geralmente como resultado da quimioterapia administrada. Comumente visto em massa tumoral elevada, leucemia linfoblástica aguda, leucemia mielóide aguda, linfoma de Burkitt, cancro do pulmão de pequenas células, tumores de células germinativas, cancro da mama, melanoma.

As metástases no fígado também podem aumentar o risco de síndrome de lise tumoral (SLT). Em alguns doentes com leucemia linfocítica crónica tratados com fludarabina ou 2-clorodeoxiadenosina, esta síndrome pode ocorrer mesmo 2 semanas após o tratamento.

**A síndrome de lise tumoral** (SLT) resulta da libertação de iões intracelulares durante a morte celular, levando à hipercalemia, à hiperfosfatemia e a níveis elevados de ácido teúrico. Existe hipocalcemia secundária como produto da formação do fosfato de cálcio. Os sintomas manifestam-se geralmente por letargia, irritabilidade, convulsões, diarreia diminuída ou anúria ou arritmias. Isto é apoiado por descobertas laboratoriais de hipercalemia, hiperfosfatemia, níveis elevados de ácido úrico e função renal prejudicada. A classificação do Cairo-Bishop é utilizada para o diagnóstico. O tratamento inclui normalmente o aumento da quantidade de líquido de lavagem renal, assegurando a ausência de potássio adicional nos fluidos intravenosos, e não prescrevendo medicamentos que poupam potássio, diuréticos se houver uma sobrecarga de volume particular. Alopurinol, renal. Nenhum papel actual para a alcalinização da urina. A

raasburicase, ou uratoxidase recombinante, é uma enzima que tem um efeito protector sobre os rins e pode ser utilizada.

**Determinação laboratorial da síndrome de lise tumoral utilizando a classificação do Cairo-Bishop.**

- Ácido úrico> 8 mg/dl ou 25% de aumento em relação à linha de base

- Potássio > 6 mEq/L ou 25% de aumento em relação à linha de base

- Fósforo> 6,5 mg/dl ou 25% de aumento em relação à linha de base

- Cálcio <7 mg/dL ou 25% de redução de baselina Síndrome de lise tumoral clínica

- Nível de creatinina > 1,5 vezes o limite superior do normal

- Arritmia cardíaca ou morte súbita

- Apreensões

*Nota:* Duas ou mais alterações laboratoriais devem ser observadas no prazo de 3 dias antes ou 7 dias após a quimioterapia.

**Tratamento de perturbações metabólicas na síndrome de lise tumoral**

| *O problema* | *Cuidados* |
| --- | --- |
| Hiperfosfatemia | Minimizar o consumo com restrições aos produtos lácteos e ao pão |
| Aglutinantes de fosfato (hidróxido de alumínio ou carbonato de alumínio) 30 ml a cada 6 h em adultos | |
| Diálise se não houver resposta à terapia oral | |

| | Insulina 10 UI IV com 50 ml de dextrose a 50%, depois administrar 50-75 ml de dextrose a 5% durante uma hora |
|---|---|
| Hiperkalemia | |
| Inalação de albuterol | |
| Diuréticos como a furosemida | |
| Diálise se não houver resposta | |
| Hipercalcemia | Utilização com cuidado na presença de hiperfosfatemia. Se o paciente for sintomático, gluconato de cálcio intravenoso |
| Hiperuricemia | Allopurinol 100 mg/m2 oralmente a cada 8 horas (dose máxima diária: 800 mg) |
| Rasburicase 0,15-0,2 mg/kg/dia v/v 2ª dose pode ser baseada na resposta observada | |
| Falha renal e hipovolemia | Administração intravenosa de solução fisiológica salina, 3 l/m$^2$ por dia. Utilização com cautela na redução da função sistólica |
| Diálise para insuficiência renal oligúrica não responsiva à administração de fluidos ou em doentes com insuficiência cardíaca | |

*Abreviaturas:* IV, intravenosa, CHF, insuficiência cardíaca crónica onde a redução rápida do ácido úrico e a presença de uma lesão renal.

A raasburicase não é indicada em mulheres grávidas ou em pacientes com glucose-6-fosfato desidrogenase deficiente (G6PD). Se houver anúria, então poderá ser necessária diálise. A disselectroglicemia requer tratamento, tal como a insulina e a glicose, diuréticos e ligantes de potássio para a hipercalidemia, ligantes de fosfato para a hiperfosfatemia, mas a hipocalcemia não é corrigida se o doente estiver assintomático.

**Exemplo clínico.** Um paciente de 26 anos com linfoma de Burkitt iniciou recentemente a quimioterapia. A apresentação clínica é anorexia, letargia, desorientação, vómitos, cãibras musculares, taquipneia e diminuição da diurese.

**Passo 1: Cuidados intensivos**

- Estes pacientes são normalmente desidratados e beneficiarão de fluidos intravenosos

**Passo 2: Obter um diagnóstico**

- Os testes podem revelar hiperuricemia, hipercalidemia, hiperfosfatemia, hipocalcemia, uremia e níveis elevados de desidrogenase láctica.
Ter um electrocardiograma para descartar arritmias graves e distúrbios de condução.

- A lise tumoral está associada a neoplasias malignas tais como a leucemia linfoblástica aguda ou o linfoma de Burkitt com uma massa tumoral elevada, e estes tumores respondem rapidamente à quimioterapia.

- Normalmente segue quimioterapia, mas pode ocorrer após radiação, terapia com corticosteroides ou quimioembolização e raramente espontaneamente.

- Verificar diurese e função renal.

- Os factores associados ao tumor do doente podem ser utilizados para avaliar o risco de SLO.

**Passo 3: Iniciar a terapia de infusão**

Esta estratégia é útil como medida preventiva em pacientes com alto risco de SLOs e em pacientes com SLOs estabelecidos.

- Uma alta taxa de infusão de fluidos é apropriada.

- Os doentes com elevado risco de síndrome de lise tumoral devem ter um volume agressivo como medida preventiva antes da quimioterapia.

- Transferência com líquido isotónico a uma taxa de 200-300 ml/h.

- O volume deve ser adaptado à idade, função cardíaca e diurese do paciente.

- Aumentar a taxa de fluxo de urina é a estratégia mais eficaz para prevenir a uropatia obstrutiva induzida pelo urate.

- A diurese deve ser mantida entre 80-100 ml/h (4-6 ml/kg/h).

- A gravidade específica da urina deve ser mantida em $\leq 1.010$.

**Passo 4: Usar diuréticos com cautela**

- Manter uma diurese adequada.

- Contra-indicado na presença de hipovolemia ou uropatia obstrutiva.

**Passo 5: Alcalinização da urina**

- Actualmente não recomendado especificamente para doentes com níveis elevados de fosfato.

- Isto pode causar a formação de cristais de xantina na urina, o que pode causar obstrução tubular renal se o alopurinol for utilizado ao mesmo tempo.

- A alcalinização da urina não é recomendada na prevenção e tratamento de SLOs

**Passo 6: Prescrever allopurinol**

Isto deve ser considerado em doentes com risco intermédio de SLO e pré-tratamento com níveis de ácido úrico < 8 mg/dL.

- O catabolismo das purinas leva à formação de hipoxantina e xantina, que são metabolizadas em ácido úrico pela acção enzimática da xantina oxidase.

- Este caminho pode ser bloqueado por allopurinol, um análogo de hipoxantina que inibe a xantina oxidase de forma competitiva.

- Iniciar o allopurinol oralmente a 600 mg/dia se o ácido úrico for inferior a 8 mg/dL.

- O Allopurinol deve ser iniciado pelo menos 24 horas antes da quimioterapia.

- Após cerca de 2-3 dias de terapia com alopurinol, nota-se um aumento da excreção de hipoxantina, que é mais solúvel do que o ácido úrico, e de xantina, que é menos solúvel do que o ácido úrico.

- Pode ocorrer um aumento acentuado da excreção de xantinas quando o alopurinol é prescrito para prevenir a síndrome de lise tumoral e pode levar a insuficiência renal aguda ou pedras de xantina.

- Deve ser utilizado com precaução em doentes com insuficiência renal e pode causar reacções de hipersensibilidade cutânea.

- O alopurinol só deve ser prescrito em doentes com risco baixo a moderado para a SLT. Se a SLT for estabelecida, devem ser consideradas opções de tratamento adicionais.

- O Febuxostat pode ser utilizado se o paciente for hipersensível ao alopurinol.

### Passo 7: Considerar a rasburicase (uratoxidase recombinante)

Isto deve ser considerado em doentes com alto risco de SLO e em doentes com deficiências da função cardíaca ou renal e níveis de ácido úrico > 8 mg/dL de pré-tratamento.

- Uratoxidase - presente na maioria dos mamíferos mas não nos humanos - oxida o ácido úrico pré-formado em alantoína, que é cinco a dez vezes mais solúvel do que o ácido úrico.

- A administração de uratoxidase exógena (uricase, rasburicase) reduz os níveis de ácido úrico marcadamente na urina durante cerca de 4 horas.

- Isto deve ser utilizado especialmente se o nível de ácido úrico for superior a 8 mg/dL.

- Os níveis de ácido úrico devem ser monitorizados regularmente para ajustar a dosagem.

- A rasburicase degrada o ácido úrico em amostras de sangue à temperatura ambiente, interferindo assim com a medição precisa.

- As amostras devem, portanto, ser imediatamente colocadas em gelo até a

análise estar concluída.

- A raasburicase não deve ser administrada a doentes com deficiência de G6PD devido ao risco de hemólise grave.

- Se a administração de rasburicase for necessária numa emergência e os resultados da G6PD não estiverem imediatamente disponíveis, pode ser administrada a uma dose baixa de 0,02-0,05 mg/kg, com provisão para diálise urgente em casos de hemólise.

**Etapa 8: tratar os distúrbios electrolíticos associados**

- Hipercalemia - a hemodiálise pode ser necessária se houver insuficiência renal ou sobrecarga de volume.

- Hipocalcemia - se for assintomática, não é necessária nenhuma terapia.

- Hiperfosfatemia - limitar a ingestão de fosfatos e aumentar a perda com agentes aglutinantes de fosfatos, tais como hidróxido de alumínio ou carbonato de cálcio, hidróxido de sevelamer e carbonato de lantânio.

**Passo 9: Considerar a hemodiálise**

- Este método deve ser considerado em certas situações, tais como

- Sobrecarga de volume

- Nível de ácido úrico superior a 10 mg/dl, apesar da rasburicase

- Hipercalemia incontrolada e hiperfosfatemia

- Relação cálcio X fosfato >70

- Falha renal

A discussão acima referida não é exaustiva, mas serve de guia para levar estes pacientes à atenção do médico que os trata.


*Eventos de Resposta Rápida nos Doentes Críticos, 1ª Edição Uma Abordagem Baseada em Casos para Editores de Emergências Médicas Internadas : Arsalan Zaidi & Kainat Saleem*

*Textbook of Critical Care, 7ª Edição Editores : Mitchell P. Fink & Jean-Louis Vincent & Frederick A. Moore.*


**Delirium em doentes adultos com cancro: directrizes clínicas da ESMO.**

**O delírio** é uma síndrome neurocognitiva que ocorre normalmente nos idosos e nas pessoas com cancro, especialmente nas pessoas com doenças avançadas e nas últimas horas ou dias de vida. Embora a malignidade subjacente e as suas complicações predisponham uma pessoa a desenvolver delírios, muitos dos tratamentos utilizados para tratar o cancro também aumentam o risco de delírio.

Os factores de risco de delírio são frequentemente descritos como factores "predisponentes" ou "desencadeantes". Os factores "predisponentes" referem-se a condições que já existem no indivíduo na linha de base e aumentam

a susceptibilidade de uma pessoa a desenvolver delírios, enquanto que "provocante

os factores são os responsáveis pela activação de um determinado episódio delírio. Como o delírio é generalizado, é possível que as pessoas que tiveram cancro sem doença activa, mas que desenvolveram uma deficiência cognitiva como resultado da exposição ao cancro e/ou ao seu tratamento, possam também estar em risco de desenvolver delírios.

**Factores de risco directos para o delírio.** Factores associados ao cancro:

- Tumores primários do SNC
- Tumores secundários do SNC
- metástases para o cérebro - metástases meníngeas
- Sindromes neurológicos paraneoplásicos

Toxicidade do tratamento antitumoral. Irradiação do cérebro: encefalopatia aguda ou retardada. Quimioterapia: metotrexato, cisplatina, vincristina, procarbazina, asparaginase, citosinarabinosida, 5-fluorouracil, ifosfamida, tamoxifena (rara), etoposida (dose elevada), compostos nitroureicos, agentes alquilantes (dose elevada ou via arterial)

### Factores de risco indirecto para o delírio

Encefalopatia metabólica devido a insuficiência hepática, renal ou pulmonar. Perturbações electrolíticas, incluindo o SIADH. Níveis de glicose alterados. Infecções, sepsis - qualquer localização, incluindo injecções intravenosas. Perturbações hematológicas. Deficiências nutricionais (tiamina (vitamina B1, ácido fólico (vitamina B9, cobalamina (vitamina $B_{12}$ ))) Desidratação; Estado não-convulsivo epiléptico, vasculite, Drogas (ansiolíticos, hipnóticos, opiáceos, corticosteróides, AINEs, anticonvulsivos, anticolinérgicos, escopolamina (hidrobrometo de hioscina), Atropina, alcalóides beladona, medicamentos com actividade anticolinérgica estabelecida, por exemplo antidepressivos tricíclicos, difenidramina, prometazina, trihexyphenidyl, brometo de butilo hioscina.

Outras substâncias psicoactivas: neurolépticos, antidepressivos, levodopa, lítio. Anti-infecciosos: ciprofloxacina, aciclovir, ganciclovir. Bloqueadores de histamina H:2 . Omeprazol. Imunomoduladores: interferon, interleucinas, ciclosporina. Polipragmasia associada à medicação. Outros estados ou comorbilidades predisponentes: idade > 70 anos, deficiência cognitiva pré-existente, por exemplo demência, história de delírio, perda de audição.

### Factores de risco indirecto para o delírio

Outro estatuto ou co-morbilidades predisponentes. Deficiência visual. Retenção urinária ou utilização de um cateter urinário. Obstipação Abuso ou privação de álcool ou drogas (incluindo nicotina) Doença ou lesão do SNC; historial de AVC ou isquemia transitória; insuficiência hepática. Insuficiência renal. Doença cardíaca terminal. Doença pulmonar terminal. Endocrinopatia.

O ensaio Cochrane normalizado de alerta de risco de delírio centrou-se em três categorias de medicamentos: opióides, dose>80 mg de equivalente de morfina parenteral por dia; benzodiazepinas, dose 2 mg de equivalente de lorazepam por dia; e toma de agentes anticolinérgicos, corticosteróides e anticonvulsivos.

**Recomendações para a prevenção:**

• Dada a falta de estudos de avaliação da profilaxia farmacológica do delírio em doentes com cancro, não são oferecidas recomendações baseadas em provas. Os médicos devem também evitar prescrever de forma inadequada. Recomenda-se que se evitem factores de risco para a prevenção.

**Recomendações de tratamento**:

-O racionamento  (ou mudança) para fentanil ou metadona é uma estratégia eficaz no contexto do delírio      associado ao opiáceo.

-A      abordagem padrão do delírio associado ao opióide na prática clínica é reduzir a dose ou mudar para outro opióide (com uma redução de 30-50% na dose do opióide equiangético).

-A administração de      haloperidol ou risperidona não tem qualquer benefício óbvio no tratamento sintomático do delírio leve a moderado e não é recomendada neste contexto.

-Na      prática clínica, pode ser difícil classificar claramente o delírio como suave ou moderado. Como o haloperidol e a risperidona são ineficazes em doentes com cancro com delírios ligeiros a moderados e têm demonstrado agravar os sintomas, pode argumentar-se que estes fármacos também não são susceptíveis de ser benéficos e podem ser prejudiciais em delírios classificados como graves. São necessários mais ensaios de neurolépticos para confirmar isto.

-A administração de olanzapina pode ser útil no tratamento sintomático do delírio. A administração de quetiapina pode ser útil no tratamento sintomático do delírio. A administração de aripiprazole pode ser útil no tratamento sintomático do delírio. A quetiapina está disponível em formas orais apenas para cuidados agudos, enquanto que a olanzapina e o aripiprazol também estão disponíveis em formas parentéricas ou orais, mas utilização com cautela devido ao longo período de eliminação. A sedação é um efeito secundário bem conhecido da olanzapina e da quetiapina, que pode ter uma vantagem em doentes com delírio hiperactivo.

- O metilfenidato pode melhorar a função cognitiva em delírios hipoativos, em que não há delírios ou distúrbios perceptuais e a causa é desconhecida.

-Benzodiazepinas  são eficazes no fornecimento de sedação e, possivelmente ansiólise na gestão de emergência de graves angústias sintomáticas associadas ao delírio. Embora o midazolam e outras benzodiazepinas sejam muito utilizados em cuidados paliativos por muitas razões, não são considerados parte da estratégia inicial de tratamento do delírio. A decisão clínica de utilizar midazolam ou lorazepam no tratamento do delírio (particularmente em pacientes com agitação e independentemente de já estarem a tomar medicamentos antipsicóticos) deve incluir uma avaliação do nível de angústia do paciente; riscos de segurança com e sem benzodiazepinas; e mobilidade do paciente. No entanto, as benzodiazepinas desempenham um papel de primeira linha no tratamento do álcool ou da abstinência de benzodiazepinas.

Na fase antemortem, o delírio é normalmente refractário. Se a agitação agitada associada ao delírio continuar nas últimas horas, dias ou 1-2 semanas de vida, poderá ser necessária sedação farmacológica sob a forma de sedação paliativa.

Delirium em doentes adultos com cancro: Directrizes de Prática Clínica da ESMO. Anais de Oncologia 29 (Suplemento 4): iv143-iv165, 2018 doi:10.1093/annonc/mdy147.

# CAPÍTULO 4 CUIDADOS DE APOIO ÀS COMPLICAÇÕES DO CANCRO

## Dores cancerígenas

O desconforto relacionado com o cancro é experimentado pela maioria das pessoas que foram diagnosticadas. Algumas pessoas experimentam desconforto crónico mesmo depois de completarem a terapia. O tratamento eficaz da dor é essencial para preservar a qualidade de vida dos doentes oncológicos e requer um diagnóstico preciso. A gestão da dor no cancro é muito complexa devido à enorme variação nas respostas dos pacientes a diferentes tratamentos e medicamentos. Estudos mostram que a hereditariedade pode influenciar a sensibilidade aos opiáceos; consequentemente, as doses de opiáceos podem variar consideravelmente de pessoa para pessoa. Consequentemente, é muito importante *individualizar o* tratamento, tendo em conta a diversidade da farmacologia dos opiáceos e a susceptibilidade variável dos indivíduos a medicamentos. Uma classificação exacta da dor permite determinar a sua origem e mecanismo, determinando assim a escolha do tratamento. A identificação de moduladores da gravidade da dor, como o sofrimento psicológico, o alcoolismo, o abuso de substâncias e o delírio, permite que os clínicos façam recomendações terapêuticas mais precisas.

*A dor cancerígena revolucionária (BCP)* é um subtipo de dor cancerígena caracterizada por uma exacerbação da dor a curto prazo em pacientes com uma linha de base estável de dor de fundo. É formalmente definida por um início rápido (em minutos), alta intensidade, e um aumento da dor que dura mais de 30 minutos. Dada a sua heterogeneidade, provou ser uma condição dolorosa difícil de tratar. A compreensão tanto das condições relacionadas com a dor como com o doente é crucial para o tratamento, que é altamente individualizado.

Os dois principais mecanismos da dor são o **nociceptivo** (somático ou visceral) e o **neuropático**.

A dor **nociceptiva** resulta da irritação dos receptores da dor e a dor **neuropática** de danos directos no sistema nervoso periférico ou SNC.

*A dor somática* ocorre geralmente com metástases ósseas, dores musculoesqueléticas, inflamação ou após cirurgia e é bem localizada, baça ou dolorosa.

*A dor visceral* resulta da infiltração e compressão dos órgãos internos por um tumor ou inchaço e é descrita como uma sensação de pressão difusa, profunda, apertada e de pressão.

A dor **neuropática** é causada pela infiltração de tumores nos nervos periféricos, raízes ou medula espinal, assim como danos químicos causados pela quimioterapia, radioterapia ou cirurgia. Esta dor é descrita como aguda ou ardente.

Estes três tipos de dor podem ocorrer individualmente ou em combinação. A dor no cancro adulto pode ser dividida em três níveis com base numa escala numérica de 0-10: dor ligeira (1-3), dor moderada (4-6) e dor intensa (7-10).

Controlo da dor em doentes cujas opções de terapia antitumoral foram esgotadas. A esperança de vida nestes pacientes é geralmente inferior a 2-6 meses. Nestes casos, os opiáceos são a base do controlo da dor.

**Princípios básicos de controlo da dor:**

1. o anestésico deve ser administrado de forma não invasiva (isto é, sem injecções). A via oral é preferível, mas a administração transdérmica ou transmucosa também é possível. A via subcutânea é a via parenteral preferencial, e a via intravenosa é preferida se a dor tiver de ser tratada rapidamente (por exemplo, para um ataque grave). **A via intramuscular não**

**é utilizada** para o alívio permanente da dor. Analgésicos opióides epidurais e intratecais podem ser utilizados em alguns pacientes com dor grave e má resposta à terapia opióide sistémica convencional.

2.　　O analgésico deve ser administrado a intervalos regulares, tendo em conta a meia-vida (isto é, "no relógio"), sem esperar que a dor piore.

3.As　　doses são ajustadas da seguinte forma: de doses elevadas de opiáceos fracos a doses baixas de opiáceos fortes.

4.　　A medicação analgésica é seleccionada individualmente, tendo em conta as características e reacções do paciente. O controlo da dor é conseguido seleccionando uma dose adequada (titulação) de opiáceo para assegurar o alívio da dor até à próxima dose ser administrada.

5.　　A eficácia da terapia deve ser avaliada regularmente, os anticonvulsivos e antidepressivos devem ser utilizados para controlar a dor neuropática, e os adjuvantes, ou drogas adjuvantes (bloqueadores da bomba de iões, corticosteróides, antiespasmódicos, benzodiazepinas, anti-histamínicos, anestésicos locais) e os efeitos secundários devem ser geridos.

### Recomendações básicas para a farmacoterapia da dor:

O tratamento da dor cancerígena é geralmente tratado utilizando uma abordagem gradual (ou seja, a escada da OMS), dependendo do nível de dor.

*Passo 1*: Os doentes com dor ligeira que não estejam a tomar opiáceos podem começar o tratamento com analgésicos não opióides, incluindo AINEs ou acetaminofeno. Farmacoterapia de primeira linha: dor ligeira (pontuação 0-4 HRP). Hepato e nefrotoxicidade inerentes aos analgésicos não opióides, bem como gastro-toxicidade e riscos cardiovasculares inerentes aos AINE, devem ser considerados na escolha de um medicamento.

*Passo 2:* Os pacientes sem resposta aos neopióides ou com dor moderada são tratados com opióides leves como codeína, hidrocodona e oxicodona sozinhos ou em combinação com acetaminofen.      Passo      2: Dor moderada (4-7 pontos). Os analgésicos neopioides são ineficazes. Os opiáceos + analgésicos não opiáceos + drogas adjuvantes são recomendados. Opiáceos fracos (tramadol) são utilizados, em alguns casos doses baixas de opiáceos fortes.

***Passo 3***: A dor grave é tratada com opiáceos tais como morfina, hidromorfone, metadona ou fentanil transdérmico. O tramadol, que tem uma fraca afinidade com os receptores μ-opioides e é considerado um medicamento não opióide, pode ser utilizado em doentes com dor ligeira a moderada que não responde aos AINE e naqueles que desejam retardar o tratamento com opióides. A co-análise deve ser prescrita em casos individuais. Fase 3: dor intensa (7-10 pontos) que não é adequadamente controlada pela utilização regular de fármacos e adjuvantes da fase 2. São recomendados analgésicos opióides fortes e, se necessário, analgésicos não opióides e medicamentos adjuvantes devem ser administrados adicionalmente.

*Os corticosteróides* sistémicos podem ser úteis para dores causadas por metástases ósseas, aumento da pressão intracraniana, compressão da medula espinal, compressão ou infiltração nervosa.

*Antidepressivos* tricíclicos como a nortriptilina e anticonvulsivos como a gabapentina são normalmente indicados para dores neuropáticas. Os bisfosfonatos (ácido zoledrónico e pamidronato) e substâncias radioactivas rotuladas (estrôncio-89 e samarium-153) podem ajudar a tratar a dor associada com metástases ósseas.

Os efeitos secundários comuns da terapia com opiáceos incluem obstipação, náuseas, depressão respiratória e sedação. A obstipação deve ser evitada quando se utilizam profilaticamente laxantes e amaciadores de fezes combinados. Se os sintomas persistirem, os pacientes podem ser ajudados pela adição de lactulose, citrato de magnésio, polietilenoglicol ou enemas. Os doentes que sofrem de alívio inadequado da dor apesar da terapia opióide agressiva ou que não podem tolerar a titulação de opióides devido a efeitos secundários podem beneficiar de terapia intervencionista, como a infusão regional de analgésicos e procedimentos neuroablativos ou neuroestimulatórios.

A dor incontrolada deve ser considerada uma emergência médica. Os doentes com dores agudas podem frequentemente necessitar de opiáceos administrados através de uma dose controlada pelo doente. Estes pacientes requerem uma monitorização de perto. As metástases ósseas são geralmente observadas em doentes com cancro da próstata, mama, pulmão, rim e bexiga e tumores do mieloma.

As varreduras ósseas (imagens nucleares com tecnécio-99m) são sensíveis para lesões de explosão, mas não para lesões líticas). Quanto às lesões escaneadas ósseas, devem ser avaliadas com radiografias de rotina ou tomografias computorizadas para identificar lesões com risco de fracturas patológicas.

A dor deve ser controlada agressivamente com opiáceos. Os AINEs podem oferecer alívio adicional. As lesões em risco de fractura devem ser tratadas cirurgicamente ou com radioterapia. Os bisfosfonatos e inibidores de RANK ligand podem reduzir o risco de fractura e dor.

Considerar opções de combinar os diferentes grupos para reduzir a dose e os efeitos secundários do medicamento quando usado sozinho.

Os protocolos multimodais de gestão da dor incluem uma prescrição PLANEADA (regular, de hora a hora!) de AINEs e uma prescrição PLANEADA de paracetamol.

A OMS está constantemente a conduzir campanhas de informação para sensibilizar pacientes e médicos de que as injecções intramusculares quase nunca têm vantagem sobre outras formas de administração de fármacos!

Mude para analgésicos o mais depressa possível!

Por exemplo, paracetamol 650-1000 mg oral (!) a cada 6 horas programadas(!), ibuprofeno 600 mg oral (!) a cada 6 horas programadas(!) após ketorolac intravenoso 15-30 mg para dor de ruptura ou outros AINE.

Assim, é importante para o alívio eficaz da dor:

- Renúncia ao regime anestésico de "exigência do paciente"!
- Observância de intervalos:

~ 6 h para Neopioid Analgésicos

~ 4 h para Morfinomimética

!!Регулярное (de часам!!) a administração de analgésicos é importante para limitar a necessidade de analgesia opiácea em casos de dor de ruptura.

Os inibidores deacetylase histone (HDAC) estão a ser estudados em ensaios clínicos pela sua capacidade de aumentar a eficácia da quimioterapia. Estudos com animais mostram que alguns inibidores de HDAC podem prevenir e inverter a CIPN (Cancer Induced Peripheral Neuropathy)

Opioides, anti-inflamatórios não esteróides (AINEs), acetaminofeno, antidepressivos, anticonvulsivos, antagonistas de NMDA e alfa-2-agonistas são tratamentos farmacológicos estabelecidos para o cancro.

**Efeitos secundários associados aos** tratamentos farmacológicos existentes para as dores cancerígenas.

*Opioides*: sedação, tonturas, náuseas, vómitos, obstipação, dependência física, tolerância e depressão respiratória.

*AINEs*: má digestão, úlceras estomacais, dores de cabeça, sonolência, tonturas, gases, inchaço, azia, náuseas, vómitos

*Acetaminofeno*: náuseas, dor de estômago, perda de apetite, erupção cutânea, dor de cabeça, urina escura, fezes argilosas.

*Antidepressivos*: dores de cabeça, náuseas, boca seca, insónia, tonturas, diarreia ou obstipação, problemas sexuais, cansaço

*Anticonvulsivos*: vertigens, sonolência, cansaço, náuseas, tremores, erupções cutâneas, aumento de peso.

*Antagonistas do N-metil-D-aspartate* (NMDA): alucinações, tonturas, vertigens, fadiga, dores de cabeça, sensações fora do corpo, pesadelos, alterações sensoriais.

*Agonistas alfa-2:* depressão, bradicardia, hipotensão ortostática, obstipação, náuseas, perturbação do estômago, boca seca.

**Novos efeitos farmacológicos do tratamento da dor causada pelo cancro**

*Celina G. Virgen, Pharmacological management of cancer pain: Novel therapeutics, 2022., Tapentadol* é um analgésico de acção central com dois modos de acção sinérgicos, pois liga-se ao receptor opióide MOR e inibe a recaptação de noradrenalina (NRI).

*TCelecoxib/Parecoxib* é um inibidor selectivo da COX-2, utilizado para tratar a dor cancerígena e tem menos efeitos secundários gastrointestinais do que os AINE não selectivos.

*A duloxetina* é um inibidor da recaptação de serotonina e norepinefrina aprovado para muitas indicações, incluindo neuropatia diabética grave, e tem um papel no tratamento da dor neuropática em parte através da inibição dos receptores P2X activados na microglia.

*A tetrodotoxina* (TTX) é uma poderosa neurotoxina encontrada principalmente em peixes puffer. Inibe os canais de sódio, que desempenham um papel importante na transmissão de sinais de dor. Um artigo avaliou o papel da TTX na dor do cancro do osso.

*A toxina botulínica tipo A* (BTX) BoNT-A é uma neurotoxina forte produzida por Clostridium botulinum que impede a libertação de acetilcolina a nível pré-sináptico no tecido muscular, bloqueando assim o potencial de acção na junção neuromuscular. BoNT-A potencial como droga analgésica tanto para a dor nociceptiva como para a dor neuropática do cancro.

A activação do receptor *TRPM8* para arrefecimento em modelos de dor neuropática sugeriu um alvo único para analgesia induzida por arrefecimento / Dados de estudos pré-clínicos mostram que a activação do canal iónico de potencial receptor transitório de melastatina 8 (TRPM8) por fármacos de acção tópica causa analgesia significativa

*Inibidores do factor de crescimento.* Estudos clínicos e pré-clínicos recentes ligaram a via de sinalização do receptor do factor de crescimento epidérmico a condições de dor crónicas.

*Lemairamina* (agonista de α7 receptores nicotínicos de acetilcolina (α7nAChRs)) A lemairamina (wgx-50) é extraída do pericarpo da planta Zanthoxylum. Pode reduzir a neuroinflamação na doença de Alzheimer como agonista de 7 receptores nicotínicos de acetilcolina (7nAChRs).

*Denosumab* (Prolia) é um tipo de terapia orientada chamada anticorpo monoclonal. É o primeiro medicamento aprovado para o tratamento da dor óssea causada por cancro metastático e bisfosfonatos como o alendronato (Fosamax) e é considerado uma terapia de primeira linha para a dor óssea causada pelo cancro.

*Os antagonistas do* receptor activado por protecção 2 (*PAR2*) estão a ser estudados para o tratamento da dor no cancro oral.

*Tanezumab* é outro potencial novo tratamento para dores ósseas causadas por cancro metastásico. Tanezumab é um anticorpo que bloqueia a actividade de uma molécula sinalizadora da dor chamada factor de crescimento nervoso (NGF).

**Literatura recomendada**

1. Celina G. Virgen, Neil Kelkar, Aaron Tran, Christina M. Rosa, Diana Cruz-Topete, Shripa Amatya, Elyse M. Cornett, Ivan Urits, Omar Viswanath, Alan David Kaye, Pharmacological man-agement of cancer pain: Novel therapeutics, Biomedicine & Pharmacotherapy, Volume 156, 2022, 113871, ISSN 0753-3322, https://doi.org/10.1016/j.biopha.2022.113871.

2. Gestão da dor cancerígena em doentes adultos: Directrizes de Prática Clínica da ESMO. Anais de Oncologia 29 (Suplemento 4): iv166-iv191, 2018. doi:10.1093/annonc/mdy152.

3. Gruzdev V.E., Anisimov M.A. Abordagem multimodal contínua à gestão da dor em pacientes oncológicos (primeira experiência da clínica). MD-Onco 2022;2(1):33-8. (Em Russ.). DOI: 10.17650/2782-3202-2022-2-1-33-38.

**A utilização de terapia adjuvante (estratégia de analgesia multimodal, analgesia de baixa opiácea, etc.)**

Considerar a aplicação de uma estratégia multimodal de gestão da dor, que pode ser a chave para melhorar os resultados do tratamento.

Uma aproximação pode ser feita se a intensidade da dor for superior a 5 na escala HACS.

*A terapia basal* baseia-se na administração oral de medicamentos (paracetamol numa dose de 1 g 3-4 vezes por dia por via intravenosa (não mais de 3 dias, na ausência de contra-indicações), e depois - administração oral de gabapentina 300 mg 3 vezes por dia e celecoxib 200 mg 2 vezes por dia. Esta combinação proporciona um efeito multimodal ao mesmo tempo que minimiza os efeitos secundários.

Na síndrome da dor grave com um componente muscular tónico, o medicamento combinado neodolaparato (75 mg de diclofenaco e 30 mg de orfenadrina) é prescrito com uma dose de 250 ml intravenoso 2 vezes por dia em vez de celecoxib. Na presença de doença cardiovascular significativa, naproxen 150 mg duas vezes por dia. Dos antidepressivos, ou zoloft 25 mg ou mirtazapina 15 mg diários é prescrito. Se não houver efeito e se ocorrer dor de ruptura, considere uma bomba elastomérica com uma formulação que inclua o poderoso e controlável fentanil opiáceo. Nefopam, que é um analgésico não-narcótico de acção central, é utilizado para aumentar o seu efeito e reduzir a dose do analgésico narcótico. Praticamente não tem efeitos secundários (excepto taquicardia quando administrado por via intravenosa por injecção a jacto). Em pacientes com contra-indicação aos AINEs, substitui-os em combinação com paracetamol. Pode ser utilizado em doentes com insuficiência renal crónica em fase terminal, desde que as doses únicas e diárias sejam reduzidas duas vezes

Para corrigir os efeitos secundários do fentanil e nefopam (náuseas e vómitos), ondansetron, um bloqueador central selectivo de serotonina 5-HT3 -receptor, está incluído na mistura. Caixa base aproximada (fentanil 800 µg, nefopan 100 µg, ondansetron 24 mg + cloreto de sódio 0,9% 100 ml a 2-8 ml/hora, ou seja, 16-64 µg/hora para fentanil). Considerar a utilização de outras formas de fentanil como formas transdérmicas (nasal, bucal) ou tramadol na bomba base, adicionando cetamina usando bombas de grande volume (300 ou 600 ml). A dose de cetamina é administrada a uma dose analgésica subnarcótica de 0,25-0,3 mg/kg/h.

Sem esquecer a lidocaína, que impede o desenvolvimento de hiperalgesia secundária devido à formação de canais de Na+ excessivos na área danificada do tecido. Activa o sistema inibitório descendente, inclusive através do aumento da libertação de opiáceos endógenos.

Considerar mudar para formulações de bomba "sem opiáceos" ao gerir a dor inovadora: lidocaína - não mais de 1,5 mg/kg/h (dose máxima diária 2000 mg), cetamina - não mais de 0,3 mg/kg/h, (doses dissociativas >1 mg/kg/h), nefopam - não mais de 120 mg/dia (dose máxima diária), dexmedetomidina - não mais de 0,2 µg/kg/h. Note-se que os componentes não podem ser utilizados devido a efeitos secundários específicos do doente, por exemplo, anti-inflamatórios não esteróides para trombocitopenia ou úlcera aguda, nefopam para taquicardia grave e náuseas, dexmedetomidina para bradicardia e hipotensão, somnolência, etc.

Gruzdev V.E., Anisimov M.A. Abordagem multimodal contínua à gestão da dor em pacientes oncológicos (primeira experiência da clínica). MD-Onco 2022;2(1):33-8. (Em Russ.). DOI: 10.17650/2782-3202-2022-2-1-33-38.

### Fadiga

Um sintoma comum no cancro, que ocorre em cerca de 80% dos doentes com doença avançada. Deve prestar-se muita atenção a quaisquer sinais de depressão subjacente, a qual deve ser gerida adequadamente.

A fadiga pode ser devida a:

- tratamento do cancro, incluindo quimioterapia, radioterapia, cirurgia e algumas terapias biológicas:
- diferentes tratamentos de cancro podem afectar os seus níveis de energia de diferentes maneiras, o tipo e o calendário do tratamento também podem afectar o grau de fadiga causada pelo tratamento do cancro;
- tomar medicamentos para náuseas (uma sensação de vómitos iminentes) e analgésicos;
- acumulação de substâncias tóxicas, uma vez que o cancro afecta as células;

- danos nas células normais;
- por um aumento da temperatura (acima de 100,4 °F ou 38 °C);
- infecção; dor; desidratação; perda de apetite ou falta de calorias e nutrientes suficientes; problemas de sono; anemia; falta de ar; estilo de vida menos activo; outras doenças.

## Cuidados

O primeiro passo no tratamento é identificar comorbilidades tratáveis, tais como dor, má nutrição, stress emocional, perturbação do sono e comorbilidades (anemia, infecções). Uma gestão adequada da dor, apoio nutricional, terapia do sono, exercício e terapias de apoio necessárias podem ajudar a resolver algumas destas questões. O apoio transfusional e a eritropoietina podem ser úteis em doentes anémicos. Psicoestimulantes como o **metilfenidato** ou **modafinil** podem ser úteis em alguns doentes com sintomas graves.

## Anorexia e cachexia

**A anorexia** é definida como a perda de apetite associada à perda de peso.

**A cachexia** é uma síndrome metabólica caracterizada por perda de peso involuntária profunda.

 Escolhendo opções de tratamento para a cachexia: priorização e cuidados multimodais.

Dado o mecanismo complexo e multifacetado da cachexia, o tratamento da cachexia deve basear-se numa avaliação abrangente do paciente e na avaliação de opções de tratamento razoáveis disponíveis, a ingestão de alimentos pode ser prejudicada por muitos factores e secundária aos sintomas dos efeitos nutricionais, alguns dos quais podem ser tratáveis. Se, após abordar estes factores, o consumo alimentar ainda for inadequado, devem ser iniciadas intervenções baseadas na nutrição.

Em comparação com o fornecimento de energia e nutrientes através de intervenções nutricionais, a modulação das perturbações metabólicas é mais complexa. O desenvolvimento da resistência insulínica e também da resistência anabólica prejudica a manutenção da massa muscular total. Assim, as medidas para reduzir o catabolismo e melhorar as vias anabólicas incluem o fornecimento de energia e proteínas suficientes; treino muscular; agentes farmacológicos para aumentar o apetite, reduzir a inflamação sistémica e estimular o crescimento muscular; e interacções psicossociais para aliviar o stress.

Quando é oferecido tratamento antitumoral a um doente com cachexia, para além de um ajustamento cuidadoso da dosagem, a intensidade do tratamento de apoio multimodal, incluindo nutrição, exercício, tratamento anti-catabólico e anti-inflamatório, e apoio psicológico e social, deve ser monitorizada. No cancro caquexique, o apoio nutricional e a fisioterapia podem ser oferecidos numa base individual, com monitorização cuidadosa dos objectivos individuais e da qualidade de vida.

Em doentes submetidos a terapia anti-cancerígena e/ou com uma sobrevida esperada de pelo menos vários meses, deve ser respeitada uma ingestão adequada de energia e nutrientes. O apoio nutricional em doentes capazes de comer deve basear-se em conselhos nutricionais, recomendações para a escolha de alimentos ricos em calorias e proteínas, fortificação alimentar (por exemplo, adição de gordura/óleo, proteína em pó) e a utilização de suplementos nutricionais orais. Se isto se revelar insuficiente e o tracto gastrointestinal inferior estiver a funcionar, a alimentação por tubo deve ser considerada ou, caso contrário, o PP é o método de escolha. Muito poucos ensaios compararam diferentes regimes ou quantidades de suporte nutricional. Num estudo, que randomizou pacientes com ingestão alimentar gravemente comprometida e uma sobrevivência limitada de 1-4 meses, o PP não melhorou a qualidade de vida ou sobrevivência, mas aumentou o número de efeitos secundários. Do mesmo modo, outro estudo randomizando pacientes mostrou apenas que a PP não teve qualquer efeito na sobrevivência mediana.

**Requisitos nutricionais**. O objectivo do apoio nutricional é assegurar a ingestão adequada de energia e nutrientes, permitindo ao doente comer, desfrutar da comida e participar como parte da vida social. Indicações para o apoio nutricional durante a quimioterapia e o tratamento por radiação:

- IMC inferior a 20 kg/m²

- perda de mais de 5% do seu peso corporal em 6 meses;

- hipoproteinemia inferior a 60 g/l ou hipoalbuminemia inferior a 30 g/l;

- incapacidade de comer adequadamente pela boca;

- enteropatia moderada a grave.

O teor diário de proteínas deve ser de 1-1,5 g/kg, com CKD não superior a

1-1,2 g/kg, fornecimento de energia 20-30 kcal/kg. O gasto de energia pode aumentar em repouso na cachexia, o gasto total de energia é frequentemente normal (25-30 kcal/kg de peso corporal/dia) devido a uma diminuição correspondente da actividade física, mas pode ser imprevisivelmente baixo ou alto em alguns pacientes. Mesmo o aumento do consumo de energia e proteínas pode não ser capaz de atenuar a perda de peso em todos os pacientes. Dada a presença de resistência anabólica nos idosos, as proteínas (pelo menos 1,2 e possivelmente até 2 g/kg de peso corporal/dia) podem ser necessárias para equilibrar a síntese proteica.

A utilização de gordura em doentes com cancro com perda de peso é muito elevada e pode cobrir a maior parte do gasto energético em repouso, enquanto que a utilização de hidratos de carbono é prejudicada na presença de inflamação sistémica e resistência à insulina. Além disso, as gorduras têm uma alta densidade energética, permitindo o fornecimento de quantidades menores. Em comparação com uma dieta padrão, uma dieta iso-nitrogénica, isocalórica e cetogénica com baixo teor de hidratos de carbono apoia o equilíbrio de azoto e a taxa metabólica de proteínas no organismo. Num ensaio randomizado controlado (RCT) realizado em doentes com cancro que sofrem de desperdício, uma dieta rica em gorduras melhorou o controlo de peso em comparação com uma dieta padrão.

Os ácidos gordos Omega-3 têm sido estudados na cachexia do cancro, especialmente devido às suas propriedades anti-inflamatórias em ONS especializado, normalmente também enriquecido com proteínas (N3P-ONS). Foram publicados vários ensaios randomizados sobre os efeitos do N3P-ONS em doentes oncológicos. Não houve efeitos adversos da suplementação, mostrando os benefícios da N3P-ONS em pacientes que recebem radioterapia, quimioterapia ou quimiorradioterapia. Contudo, quando administrado a pacientes que não receberam terapia anti-cancerígena, não foi encontrado qualquer benefício de N3P-ONS.

**Alimentação por sonda**. A disfagia devido a obstrução, disfunção
motora ou inflamação da mucosa pode comprometer ou interferir com a
ingestão normal de alimentos, sendo assim uma indicação para a
alimentação por sonda. Os doentes com cancros da cabeça e pescoço ou da
parte superior do aparelho gastrointestinal correm um risco particular de
disfagia devido a tumores obstrutivos e têm também mucosite grave
causada por tratamento agressivo (por exemplo, terapia combinada). É
crucial reconhecer a ocorrência de disfagia a tempo e responder de forma
atempada e individualizada para assegurar uma nutrição adequada. A
alimentação por sonda pode ser associada a complicações potencialmente
graves, incluindo mecânicas (por exemplo, bloqueio de tubos),
gastrointestinais (por exemplo, diarreia), infecciosas (por exemplo,
pneumonia por aspiração) e metabólicas (por exemplo, síndrome de
retomada da alimentação). As TCR a curto prazo mostraram que a eficácia
metabólica e as taxas de complicações são semelhantes para a alimentação
enteral e PP. Como a via enteral é mais fisiológica, mais segura e menos
cara, é uma melhor opção se não houver disfunção gastrointestinal grave.
Em algumas condições, a PP adicional é preferível à alimentação por
sonda; por exemplo, se os doentes sofrem de náuseas, vómitos, desconforto
abdominal ou diarreia severa. Pelo contrário, a decisão de iniciar a PP deve
ser tomada numa base individual, dependendo do grau de doença, dos
recursos físicos e psicológicos do doente e de uma avaliação individual do
risco/benefício. A PP comporta o risco de complicações potencialmente
graves, incluindo (mas não limitadas a) infecção associada a cateteres,
bloqueio e trombose, distúrbios electrolíticos, síndrome de retomada da
alimentação, excicose, sobrecarga de fluidos e hepatopatia e osteopatia
crónicas. Os autores observaram melhorias na massa sem gordura e na
qualidade de vida a favor de PP adicional após 12 semanas, mas não viram
qualquer diferença na sobrevivência de 6 meses.

*A nutrição parenteral é indicada se não for possível uma PE adequada durante mais de 3 dias.*

Duração do PP:

- 10-15 dias (curto prazo): mucosite aguda e grave, ileus, vómitos incontroláveis;

- mais de 30 dias (prolongado): má absorção severa, enterite subaguda ou crónica de radiação, enteropatia severa com reacção de enxerto versus hospedeiro.

A alimentação mista (EP + PP) pode ser administrada simultaneamente aos pacientes quando um destes métodos não é suficientemente eficaz para fornecer mais de 60% das suas necessidades energéticas.

A eficácia do PN é controlada uma vez a cada 5-7 dias:

- proteína sérica total;

- albumina de soro;

- hemoglobina;

- linfócitos do sangue periférico;

- peso corporal e IMC uma vez a cada 7-10 dias.

Sob orientação profissional, o exercício moderado é seguro para pacientes com cancro da caquexia e é recomendado para manter e aumentar a massa muscular. Exercício de peso também duas a três vezes por semana, exercício aeróbico moderado (exercício de endurance) deve ser oferecido a todos os pacientes com cachexia. O fisioterapeuta ou um profissional devidamente treinado deve ser envolvido na prescrição de exercícios e deve incluir uma abordagem estruturada incluindo modos (aeróbico, resistência, flexibilidade), frequência, intensidade e duração, assim como tempos específicos para avaliação.

**Agentes farmacológicos**

Foram investigados vários fármacos pelo seu potencial uso no tratamento ou atenuação dos efeitos da caquexia cancerígena. No entanto, apenas os corticosteróides e progesteróides mostraram consistentemente efeitos benéficos no apetite e/ou peso corporal (BMW), embora à custa de efeitos secundários significativos, enquanto que para outros agentes os dados são fragmentados ou decepcionantes.

### Corticosteróides

Os corticosteróides incluem vários medicamentos com diferentes actividades glucocorticoides, mineralocorticoides e anti-inflamatórios. Prednisolona, metilprednisolona e dexametasona são as mais comumente utilizadas. O alívio sintomático parece dever-se principalmente à sua potente actividade anti-inflamatória. A toxicidade é geralmente negligenciável quando usada apenas durante algumas semanas, enquanto que com uso prolongado os corticosteróides podem causar rápida perda de massa muscular, resistência à insulina e uma maior probabilidade de infecções, tais como candidíase e estomatite, contribuindo para o agravamento do estado de cachecose dos doentes. Os corticosteróides são recomendados para o controlo da fadiga associada ao cancro. Vários RCTs investigam o efeito dos corticosteróides no apetite dos doentes com cancro avançado. A maioria dos ensaios relatou uma melhoria temporária no apetite e bem-estar, enquanto que não houve qualquer efeito no peso corporal ou na sobrevivência. O efeito anti-anoréctico dos corticosteróides é transitório e desaparece frequentemente após algumas semanas. Há poucos dados para recomendar um corticosteróide em detrimento de outro.

### Progesteróides

O acetato de medroxiprogesterona e o acetato de megestrol (MA) têm sido amplamente estudados para o tratamento da perda de peso e da anorexia em doentes com cancro. Em modelos pré-clínicos, as progesterona estimulam o apetite e inibem a síntese de citocinas pró-inflamatórias. Uma revisão da Cochrane, incluindo 23 TCR sobre a utilização de FA em doentes com cancro (duração média de 8 semanas), encontrou melhorias significativas no apetite (risco relativo 2,57) e no ganho de peso (risco relativo 1,55). Nos estudos analisados, a FA foi utilizada em doses de 160-800 mg/dia, e a melhoria de peso foi maior para doses >160 mg/dia, enquanto que não foi observado qualquer efeito de dose sobre o apetite.

O tratamento com FA está associado a um risco aumentado de tromboembolismo, retenção de líquidos, insuficiência adrenal e hipogonadismo nos homens. Embora a revisão Cochrane acima referida tenha relatado que a MA não aumenta a incidência de eventos adversos ou morte.

### Canabinóides

A cannabis sativa é uma planta medicinal que contém vários canabinóides, incluindo o tetrahidrocanabinol (THC). A cannabis medicinal está disponível em várias formas, tais como comprimidos/cápsulas, em forma de vaporizador ou como spray bucal. Em pacientes com caquexia de cancro em pequenos ensaios e estudos de séries de casos, o THC parece ter melhorado o apetite e abrandado a perda de peso. No entanto, ensaios randomizados de maior dimensão não encontraram qualquer efeito significativo no apetite ou qualidade de vida; a toxicidade foi baixa nestes ensaios.

**Andrógenos**. Em doentes com cancro, o hipogonadismo está associado ao estado progressivo de cancro, perda de peso e, muito provavelmente, ao uso de opiáceos. Os esteróides anabólicos androgénicos demonstraram reduzir a perda de massa muscular e de força em pacientes mal nutridos associados à síndrome da imunodeficiência adquirida. A utilização de andrógenos não tem sido estudada intensivamente em doentes com cancro de caquexia. Num RCT de 37 doentes com cancro do pulmão, um análogo de nandrolona não melhorou a massa muscular em comparação

com o placebo. Num TCR de três grupos, incluindo 496 pacientes com
cachexia, a fluoximesterona numa dose de 10 mg duas vezes por dia era
significativamente inferior à MA numa dose de 800 mg/dia para melhorar o
apetite.

### Olanzapina

A olanzapina é um antipsicótico atípico que actua em múltiplos
receptores, incluindo receptores de dopamina e serotonina, ambos
potencialmente associados à cachexia. Na utilização clínica, a olanzapina
causa um aumento do peso corporal e um aumento do apetite em
comparação com outros antipsicóticos. Num RCT recente, a olanzapina
reduziu significativamente as náuseas não causadas pela quimioterapia em
30 pacientes com cancro avançado em comparação com o placebo. Assim,
a olanzapina pode ser considerada para o tratamento de náuseas crónicas
em doentes com cancro em estado avançado.

### Medicamentos anti-inflamatórios não esteróides

Os anti-inflamatórios não esteróides (AINEs) bloqueiam
as vias da ciclo-oxigenase e reduzem a inflamação inibindo a produção de
prostaglandinas. Os AINE têm sido estudados para reduzir o desejo
catabólico de inflamação sistémica em doentes com cancro avançado e
caquexia. Numa revisão sistemática que incluiu seis ensaios controlados e
sete ensaios observacionais, 11 destes ensaios relataram um aumento ou
estabilização da MT ou do peso corporal sem gordura, com poucos efeitos
secundários relatados. O corpo de provas, no entanto, era fraco. Assim, em
doentes caquéticos com necessidade de controlo da dor, os AINS podem
ser considerados com o potencial benefício adicional de melhorar a MT.

### Prokinetics

A metoclopramida e a domperidona são amplamente utilizadas
para o tratamento da saciedade precoce, náuseas crónicas, dispepsia e
gastroparese. No entanto, nenhum grande RCT investigou o papel da

procinética na caquexia. Embora uma TCR em doentes com cancro avançado tenha mostrado que
a metoclopramida pode reduzir as náuseas mas não o apetite, não houve estudos semelhantes com a domperidona. A metoclopramida e a domperidona podem causar efeitos secundários graves, principalmente neurológicos, por exemplo, discinesia tardive, cãibras, depressão, tonturas e retenção urinária.

### Agonistas receptores de Ghrelin

A anamorelina foi recentemente aprovada no Japão para o tratamento da caquexia em doentes com cancro de pulmão não pequeno, cancro gástrico, cancro pancreático e cancro colorrectal, mas não é aprovada na Europa com base nos resultados do ensaio ROMANO, que mostrou uma melhoria mais modesta da massa muscular do que a observada no ensaio japonês.

### Terapia combinada

Os ensaios publicados que abordam potenciais sinergias entre agentes farmacológicos, tais como progestinas, antioxidantes, L-carnitina, talidomida, ácidos gordos n-3 e AINE falharam ou não são fiáveis devido a falhas metodológicas.

### Recomendações

Os corticosteróides podem ser utilizados para aumentar o apetite, mas por curtos períodos de até 2-3 semanas. O efeito sobre o apetite desaparece geralmente com tratamentos mais longos. As progesteróides podem ser utilizadas para aumentar o apetite e a MT, mas não a massa muscular, a qualidade de vida ou a função física em doentes com caquexia cancerígena. O risco de efeitos secundários graves, incluindo eventos tromboembólicos, deve ser considerado. Não existem provas suficientes para apoiar o uso de cannabis medicinal ou dos seus derivados para aliviar a anorexia em pacientes com caquexia cancerígena. Como não há provas de falta de efeitos benéficos em termos de melhoria da massa muscular, não se recomenda a utilização de andrógenos. Há provas moderadas que sugerem o uso de olanzapina para tratar apetite e náuseas em pacientes com cancro avançado. Não existem provas suficientes para recomendar a utilização exclusiva de AINE para o tratamento da caquexia cancerígena. Não existem provas suficientes para recomendar o uso de metoclopramida ou domperidona apenas para o tratamento da caquexia cancerígena.

Não existem provas suficientes para recomendar regimes de combinação específicos devido à falta de provas de ensaios aleatórios grandes e bem concebidos. Os doentes podem beneficiar de terapia farmacológica, para além da suplementação calórica. O acetato de megestrol está activo, com melhoria sintomática em menos de 1 semana.

Apesar de um rápido aumento do apetite, pode levar várias semanas para se conseguir um ganho de peso. O megestrol está também associado a um risco acrescido de tromboembolismo e deve ser utilizado com cautela. A dexametasona proporciona uma melhoria a curto prazo, geralmente sem ganho de peso significativo. Dronabinol tem um benefício limitado para a anorexia e está associado à sedação.

**Literatura recomendada.**

Cachexia cancerígena em doentes adultos: Directrizes de Prática Clínica da ESMO https://www.esmoopen.com/article/S2059-7029(21)00049-1/fulltext#secsectitle0125

**A prática de hemotransfusões e complicações.**

Em oncologia, cerca de 40% dos doentes recebem uma hemotransfusão e a transfusão de sangue é prática comum. É geralmente segura, mas pode por vezes levar a consequências menores ou potencialmente fatais se não se tiver cuidado com detalhes e protocolos.

### Passo 1: Terapia

- Fixar duas cânulas de grande diâmetro (14G/16G) para infusões intravenosas.

- Enviar sangue para tipagem de sangue, compatibilidade cruzada, hemograma completo (CBC), perfil de coagulação e outros testes relevantes.

- Em tais situações, é obrigatória uma coordenação adequada com o banco de sangue. para a recepção atempada e correcta dos produtos de sangue.

### Passo 2: Transferir massa de eritrócitos ou componentes sanguíneos

Se o doente estiver a sangrar profusamente e hemodinamicamente instável, considerar a possibilidade de transfusão com um "dador universal" enquanto se aguarda a compatibilidade do sangue.

- Em doentes hemodinamicamente estáveis, é utilizado sangue cruzado para um grupo específico. Não há nenhuma vantagem em utilizar sangue fresco em relação ao sangue velho.

- Se houver hemorragia activa, transfundir rapidamente dentro de 30 minutos (se possível, utilizar uma bomba de infusão rápida, que pode administrar fluidos a um ritmo mais elevado).

- 4 ml/kg de massa de eritrócitos (geralmente uma unidade) aumenta a hemoglobina em 1 g/dl e o hematócrito em 3% na ausência de hemorragia activa.

### Métodos alternativos de redução de complicações para a massa de eritrócitos

*Leukoreduction*. Objectivo: Minimiza o risco de transmissão do citomegalovírus, reduz a reacção transfusional não hemolítica febril e aloimunização. Indicações: risco elevado em doentes imunocomprometidos que requerem múltiplas transfusões, doentes que tiveram reacções transfusionais febris não hemolíticas, reacções alérgicas graves recorrentes apesar da pré-medicação, doentes deficientes em IgA, doentes em risco de hipercalemia, transfusões a familiares. Não impede a TA-RTPH (reacção enxerto-versus-hospedeiro)

*Utilização de um tipo específico de filtro para glóbulos vermelhos e plaquetas durante a transfusão.*

*Eritrócitos lavados*. Objectivo: prevenir uma reacção alérgica. Indicações: reacção alérgica grave recorrente apesar da pré-medicação, doentes deficientes em IgA, doentes em risco de hipercalemia, redução do risco de hipercalemia, redução dos anticorpos IgA. Não equivalente leucoredução, perda de 15-20% dos eritrócitos.

*Eritrócitos lavados com solução fisiológica* para remover > 98% de plasma, proteínas, anticorpos, leucócitos e electrólitos.

Irradiação gama para inactivar os glóbulos brancos. Objectivo: Prevenir a TA-RTPH. Para infusão em bebés prematuros, doentes malignos, receptores de transplantes hematopoiéticos alogénicos, transfusão de sangue para familiares. Não reduz os riscos de infecção ou FNHTR (Febrile Non Haemolytic Transfusion Reactions).

*Eritrócitos congelados. Sangue inteiro.* Objectivo: para pessoas com grupo sanguíneo raro, em transfusões de sangue maciças, em doentes enfraquecidos em risco de infecção por CMV.

**Componentes sanguíneos e antifibrinolíticos**

*SPP (plasma fresco congelado).* Todos os factores de coagulação e proteínas de plasma. Indicações:      Deficiências e consumo de factores de coagulação. Dose de 15 ml/kg. Deve ser específico do grupo.      15 ml/kg de SPP irá aumentar os factores de coagulação em 25-30%, o que é suficiente para uma coagulação adequada.

*O plasma descongelado* pode ser armazenado (1-6 °C) por até 5 dias. Inversão do factor VI e efeito dos anticoagulantes de factor V (warfarin). Indicações: substituição na plasmaferese, INR elevado e procedimento invasivo planeado. O plasma descongelado deve ser transfundido no prazo de 24 horas se armazenado à temperatura ambiente.

Transfusão maciça de sangue (>1 volume de sangue em poucas horas). Utilizar filtros de sangue.

*Crioprecipitado.* Conteúdo: Fibrinogénio VIII/vWF (factor Willebrand), factor XIII, e fibronectina. Indicações: para redução do fibrinogénio, doença hepática, pós-trombólise, hemorragia. Dosagem: 1 pc/7-10kg. Deve ser transfundido no prazo de 6 horas após o descongelamento. 1 unidade de crioprecipitado/10 kg de peso corporal aumenta os níveis de fibrinogénio plasmático em ~50 mg/dL.

*Massa plaquetária.* Composição: plaquetas doadoras - aproximadamente 8,0 mil/mm$^3$ com 50 ml de plasma. Indicações: hemorragia devido a plaquetas em circulação criticamente baixas ou plaquetas funcionalmente anormais. Infusão 30-60 min. Deve ser específica do grupo. Aumento esperado da contagem de plaquetas ~7.000-10.000/mm$^3$ após polydonor platelet concentrado ou 30.000-60.000/mm$^3$ para cada SDP (doador único).

*Plaquetas de dador único* - 3,5-4,0,000/mm3 com 250 ml de plasma. Indicação: quando contagem de plaquetas > 10 000/mm$^3$ em estábulo sem hemorragia, >30 000/mm$^3$ em instável e >50 000/mm$^3$ em doentes que tiveram procedimentos invasivos ou hemorragia activa > 100 000/mm$^3$ ou em traumatismo do SNC. Uma dose de 5-10 ml/kg de plaquetas (RDP ou SDP) deve resultar num aumento de 50-100,000/mm .$^3$

*Desmopressina.* Estimula a libertação endotelial do factor VIII e vWF (efeito receptor mediado V2), onde formam um complexo com plaquetas e aumentam a sua capacidade de agregação. Indicações: hemofilia A, doença de Willebrand, uremia, trombocitopatia, em cirurgia ortopédica de trauma, transplante de fígado, hemorragia durante a prostatectomia. Dose de 0,3 µg/kg repetida até melhoria clínica.

*Factor VIIa activado.* Composição: proteína C activada. Indicações: Deficiência do factor VIIa. Dose: 30 a 90 µg/kg, repetida a cada 2-3 horas até hemostasia satisfatória. A taquifilaxia pode ocorrer após três a quatro doses e são necessários intervalos de 12-24 h.

### ***Medicamentos antifibrinolíticos.***

Inibidor competitivo da activação do plasminogénio por acção *do ácido tranexâmico*. Bolus dose 10-15 mg/kg intravenoso e depois 1 mg/kg/h durante 5-8 h.

*Ácido epsilon aminocapróico.* Inibidor competitivo da activação do plasminogénio. Indicações: Hiperfibrinólise, operações que requerem circulação artificial, transplante de fígado e algumas operações urológicas e ortopédicas. 100 mg/kg como bolus intravenoso seguido de uma infusão de 15 mg/kg/h (máximo 24 g/dia).

*Aprotinina.* É um inibidor polivalente das enzimas proteolíticas (tripsina, quimotripsina, plasmina e calicreína). que leva à inibição da fibrinólise, inibe a fase de contacto da activação da coagulação do sangue, que é um factor desencadeante do processo de coagulação e estimulação da fibrinólise. A aprotinina é utilizada durante operações em condições de circulação artificial, cirurgias ortopédicas, transplantes de fígado, reduz as reacções inflamatórias, leva a uma menor necessidade de transfusão de sangue alogénico e a uma diminuição da perda de sangue. É administrada por gotejamento intravenoso na dose de 100 000-200 000 UIC e em caso de necessidade - até 500 000 UIC, dependendo da intensidade da hemorragia.

Como medida profiláctica em cirurgia, é administrada por infusão ou gotejamento intravenoso numa dose de 200 000-400 000 UIC antes, durante e após a cirurgia, seguida de 100 000 UIC durante 2 dias depois. Contra-indicações DIC, hipersensibilidade à aprotinina.

*O sangue* deve ser transfundido no prazo de 4 horas, excepto em casos de emergência. A taxa de transfusão pode ser ajustada conforme necessário, ou seja, rapidamente em doentes hipovolémicos e lentamente em doentes estáveis; contudo, após a distribuição do banco de sangue, a transfusão deve ser concluída no prazo de 4 horas para evitar o crescimento de microrganismos. Se o sangue não puder ser transfundido dentro deste tempo, recomenda-se que seja eliminado.

- Transferir sangue e produtos sanguíneos através de um filtro suficiente para impedir a passagem de pequenos coágulos que se possam formar no sangue armazenado.

- Um filtro com um tamanho de poro de 170-200 µm é recomendado para transfusões de rotina de eritrócitos, plaquetas, plasma fresco congelado (FFP) e crioprecipitado.

- Os filtros com poros mais pequenos são mais eficazes, mas podem aumentar a resistência e filtrar os agregados plaquetários, reduzindo a eficácia das plaquetas transfundidas.

- Os filtros de microagregado de 20-40 µm de tamanho são recomendados apenas para a circulação artificial do sangue.

- Os filtros podem reduzir a taxa de transfusão. Por conseguinte, a recomendação padrão é a utilização de um novo conjunto para cada transfusão. No caso de transfusões rápidas, se o filtro não parecer entupido, troque o kit a cada duas transfusões.

- Utilizar um aquecedor de transfusão de sangue em caso de perda maciça de sangue. Isto ajuda a prevenir a hipotermia, que pode contribuir para a coagulopatia ao causar disfunção plaquetária reversível, alteração da cinética da coagulação e aumento da fibrinólise.

- A hipotermia também causa arritmias ventriculares e toxicidade dos citratos devido à redução do metabolismo dos citratos.

- Não utilizar métodos não convencionais e não controlados, tais como armazenar perto de fontes de calor ou mergulhar o saco num banho de água quente.

### Etapa 3: Coagulopatia correcta

- Corrigir INR elevado com SPP ou contagem baixa de plaquetas com transfusões de plaquetas apenas num doente com hemorragia activa.

- Não corrigir profilacticamente uma INR elevada num paciente sem uma perturbação hemorrágica, a menos que seja contemplada uma intervenção cirúrgica.

- Outras perturbações coagulopáticas precisam de ser corrigidas.

- Os antifibrinolíticos podem ser utilizados para minimizar a hemorragia em situações tais como traumas.

- Corrigir a hipotermia.

- Normalizar os níveis de cálcio.

- Em algumas situações específicas, considerar a activação do factor VII. Utilizar a tromboelastometria rotacional (ROTEM) se possível para orientar ainda mais a estratégia transfusional.

### Passo 4: Controlar a fonte de hemorragia

- Realizar investigações para descobrir a fonte de hemorragia e considerar as opções de tratamento disponíveis (radiologia interventiva ou cirurgia). - É necessária uma consulta urgente com estas especialidades, se necessário.

### Passo 5: Avaliar a gravidade da hemorragia

- A perda maciça de sangue pode ser definida como: perda de um volume de sangue em 24 horas, perda de sangue equivalente a 7% do peso corporal sem gordura num adulto (5 L) e 8-9% numa criança, perda de 50%

do volume de sangue em 3 horas, perda de sangue a um ritmo superior a 150 ml/min.

### Etapa 6: Gerir a perda maciça de sangue

- Estabelecer uma monitorização contínua da pressão invasiva para a terapia de infusão se o paciente permanecer hipotenso devido a hemorragias contínuas.

- Devem ser efectuados testes gerais do hemograma (Hb e plaquetas) e de coagulação (tempo de protrombina, ACTV, fibrinogénio), análise de gases sanguíneos, electrólitos séricos (Na, K, Mg, cálcio ionizado) e lactato sérico.

- Devem ser repetidas frequentemente se a hemorragia continuar e após cada componente da terapia.

- A transfusão de plaquetas, SPP, e crioprecipitação deve ser guiada por resultados laboratoriais.

- A administração de SPP deve ser iniciada após a perda de um volume de sangue e plaquetas após a perda de 1,5 vezes o volume de sangue.

- Deve ser mantida uma relação 1:1:2 de massa de eritrócitos, SPP e plaquetas de um doador aleatório para evitar a coagulopatia dilucional e trombocitopenia dilucional devido a transfusões maciças de sangue, levando a um ciclo de hemorragia vicioso.

- Administrar crioprecipitado se o fibrinogénio for inferior a 100 mg/dL ou se houver um risco
de sobrecarga de volume com CPS.

- Se os doentes com grupo sanguíneo A ou B tiverem recebido múltiplas unidades de O, Rh sangue total positivo, podem voltar ao seu grupo sanguíneo após análise no banco de sangue.

### Etapa 7: Identificação e tratamento de complicações devidas à transfusão de sangue

- Parar imediatamente a transfusão se ocorrer uma reacção hemolítica transfusional aguda.

- A hipotensão pode estar associada a hemorragia aguda contínua, reacção transfusional aguda grave, reacção alérgica/ anafilaxia ou raramente devido a choque séptico (devido a transfusão de sangue com contaminação bacteriana).

- Comparar o nome do destinatário com a informação no saco.

### Complicações relacionadas com a transfusão

*Uma reacção transfusional não hemolítica febril.* Reacção entre os anticorpos receptores e os leucócitos transfundidos com libertação de citocinas pirogénicas. Sinais clínicos: febre, aumento da temperatura. Tratamento: administrar paracetamol e retomar a transfusão a um ritmo lento.

*Reacção alérgica.* Reacção a alergénios solúveis no plasma doador com desenvolvimento de urticária e prurido. Administrar 10 mg de clorfenamina intravenosa (maleato de feniramina) ou outro anti-histamínico.

*Anafilaxia.* Os doentes deficientes em IgA reagem ao IgA durante a transfusão com o desenvolvimento de anafilaxia (prurido, laringoespasmo, broncoespasmo). Parar imediatamente a transfusão. Insuflar O2, subcutaneou/injecção 0,5 mg de adrenalina, 100 mg de hidrocortisona IV, 10 mg de maleato de clorfeniramina IV, inalação de salbutamol, cristalóides intravenosos, devolver sangue ao banco de sangue com amostra de sangue do paciente, utilizar glóbulos vermelhos lavados no futuro.

*Sepsis. Contaminação bacteriana. Clínica: febre, calafrios, hipotensão*

Parar a transfusão. Coloração de Gram e hemocultura se houver suspeita de contaminação bacteriana.  O2, infusão intravenosa e vasopressores para manter a pressão arterial média >65 mmHg. Antibióticos de largo espectro em caso de suspeita de sepsis.

*Reacção transfusional hemolítica aguda (<24 h).* É quase sempre hemólise intravascular devido a uma imunidade (incompatibilidade do grupo sanguíneo AB0, ou outros sistemas antigénicos ou mecanismo não imune (lesão térmica, osmótica e mecânica dos eritrócitos no componente sanguíneo). A OGR clássica envolve uma tríade de sintomas: febre, dores nas costas e o aparecimento de urina vermelha ou castanha.

Outros sintomas de hemólise aguda podem também estar presentes: calafrios, hipotensão, insuficiência renal, dores nas costas ou sinais de coagulação disseminada. Na prática, ao analisar um grande número de casos clínicos, a febre ou arrepios são os mais comuns - 80%, e muitas vezes o único sintoma que ocorre quando os glóbulos vermelhos são destruídos. A insuficiência renal desenvolve-se em apenas 36% dos casos de hemólise aguda. O tempo de início dos sintomas varia de alguns minutos após o início da transfusão até 24 horas depois. Sinais laboratoriais de hemólise: aparecimento de formas alteradas de eritrócitos (esferócitos), hemoglobina livre no plasma sanguíneo e a sua coloração vermelha, hemoglobinúria; níveis reduzidos de fibrinogénio e haptoglobina no sangue e, inversamente, níveis aumentados de desidrogenase láctica e bilirrubina no sangue. Enviar sangue para contagem geral de sangue, coagulação, teste directo de Coombs, desidrogenase láctica, haptoglobina, testes de função hepática para bilirrubinemia indirecta, esfregaço periférico para sinais de hemólise.

*Reacção hemolítica transfusional retardada* (24 horas a 28 dias) A reacção hemolítica retardada (DH) é devida a uma resposta do sistema imunitário anamnésico a antigénios alogénicos de transfusões anteriores ou após a gravidez. O colapso eritrocitário é principalmente extravascular e é clinicamente menos dramático. Sintomas de icterícia e febre subfebril estão normalmente presentes. As alterações laboratoriais podem ser idênticas às da HF aguda e nos testes sanguíneos são anemia, níveis elevados de LDH e bilirrubina e baixos níveis de haptoglobina, leucocitose, presença de anticorpos anti-eritrócitos no sangue e um teste de Coombs positivo.

*Incompatibilidade ABO.* Transfusão de sangue incompatível, anticorpo IgM contra o principal antigénio dos eritrócitos, levando à hemólise intravascular, problemas renais, coagulação intravascular disseminada (DIC). Sinais clínicos: febre, calafrios, dores no peito ou lombares, hipotensão, e falta de ar. Parar a transfusão. Informar o banco de sangue e devolver o sangue ao banco de sangue. Injectar solução salina fisiológica para manter a diurese a 100 ml/hora. Dar diuréticos se a diurese diminuir. Tratar DIC com componentes sanguíneos apropriados.

*A doença associada à transfusão de enxerto-versus-hospedeiro é* uma complicação da transfusão de componentes sanguíneos devido ao conflito imunológico. É uma complicação rara com uma taxa de mortalidade muito elevada de 0,01 casos por cada 100.000 transfusões. Esta síndrome é causada pela activação de linfócitos T do transplante (componente do sangue) com a produção de citocinas no receptor que estimulam uma resposta antigénica. Os doentes com maior risco desta complicação são pessoas imunocomprometidas a receber quimioterapia. Tratamento: Não há tratamento específico. A imunossupressão com corticosteróides e agentes citotóxicos pode ajudar em certa medida. Profilaxia: Irradiação de componentes do sangue como glóbulos vermelhos, plaquetas e granulócitos. Evitar transfusões haploidenticas, por exemplo, de parentes próximos.

*A sobrecarga circulatória* relacionada com a transfusão (TACO) é a sobrecarga circulatória na sequência de uma transfusão de sangue ou produtos sanguíneos.

- Lesão pulmonar aguda relacionada com transfusão (TRALI) é definida como nova lesão pulmonar aguda (com hipoxemia e infiltrados bilaterais na radiografia de tórax, mas sem evidência de hipertensão atrial esquerda) que ocorre durante ou dentro de 6 horas após a transfusão, com uma clara relação temporal com a transfusão e não explicada como outro factor de risco de lesão pulmonar aguda.

- *A hipercalemia* relacionada com a transfusão é aumentada em traumas maciços, insuficiência renal e em recém-nascidos/infantes

- Aumento do risco de toxicidade dos citratos em transfusões maciças em doentes com doença hepática

**Passo 8: Utilizar menos produtos sanguíneos alergénicos**

- Em pacientes com transfusões múltiplas e complicações relacionadas com a transfusão, considere a utilização de produtos sanguíneos processados alternativamente .

### Passo 9: Considerar o limiar para a transfusão

- Se a hemorragia tiver parado e não houver sinais clínicos de hipoperfusão, não transfundir mais sangue ou produtos sanguíneos.

- Manter o limiar transfusional abaixo de 7,0 g/dL e 7-8 g/dL Hb em doentes críticos com hemodinâmica estável na ausência de hemodinâmica activa.

- Se houver hemorragia activa, manter um limiar transfusional mais elevado de 9-10 g% e ser orientado pelas necessidades clínicas.

- Pacientes adultos com suspeita de septicemia e choque séptico, um limiar transfusional mais elevado de 8-10 g/dL pode ser considerado durante as primeiras 6 horas de ressuscitação.

- O limiar transfusional deve ser individualizado de acordo com o nível de hemoglobina do paciente antes da admissão hospitalar, idade, estabilidade hemodinâmica, estado cardíaco e disponibilidade do grupo sanguíneo apropriado.

- A transfusão de eritrócitos pode ser útil em doentes com anemia e síndrome coronária aguda (nível de hemoglobina > 9 g/dl).

- Sangue para pacientes submetidos a cirurgia cardiovascular ou ortopédica transfusão de sangue para manter um nível de hemoglobina de 7-8 g/dl.

- Todas as transfusões de eritrócitos em doentes estáveis sem hemorragia devem ser administradas com uma unidade. Verificar a hemoglobina pós-transfusão antes de encomendar unidades adicionais.

**Passo 10. Utilizar os produtos sanguíneos de forma judiciosa**

- Na ausência de hemorragia, não corrigir o INR elevado com SPP.

- Os doentes que recebem uma ingestão inadequada ou tomam anticoagulantes e antibióticos de largo espectro são susceptíveis de ter deficiência de vitamina K, o que pode levar a anomalias nas INR.

- Beneficiam de vitamina K intravenosa

- Considerar o uso criterioso de ferro intravenoso e eritropoietina quando indicado para minimizar a necessidade de transfusão.

**Passo 11: Seguir o protocolo de transfusão**

- Obter o consentimento informado, identificação do doente, inspecção visual do sangue para hemólise

- Utilizar apenas 0,9% de soro fisiológico ou albumina, plasma compatível com ABO através do mesmo cateter intravenoso. Taxa inicial de infusão de 1-2 ml/min durante os primeiros 15 minutos para detectar quaisquer sinais de reacção hemolítica ou alérgica.

- Transfusão de sangue por não mais de 4 horas.

- Se necessário, a hemoglobina pós-transfusão pode ser verificada logo 15 minutos após a transfusão.

**Mulher de 48 anos com uma prótese de válvula mitral em warfarin apresentada ao departamento com hemorragia vaginal grave nas últimas 12 horas, está pálida, com pele periférica fria, pulso triplo frequente e taquipneia. A sua hemoglobina é de 5,0% e a sua INR é de 7,5.**

Executar os passos 1 e 2 da mesma forma que no primeiro caso.

**Passo 3.**

- Administrar 5-10 mg de vitamina K por via intravenosa durante 15-20 min, o que irá inverter os efeitos da warfarina, após 4-6 h, ou utilizar um concentrado de complexo de protrombina NWP/Cryo/4 factor (PCK) para tratar hemorragias descontroladas. Monitorizar INR durante 6-8 h.

- Para hemorragias menos graves, a vitamina K oral na dose de 1-2,5 mg pode ser considerada, o que reduzirá a INR após 8-24 horas.

- Se houver hemorragia com risco de vida ou sangramento em áreas críticas (CNS, pericárdio ou via aérea), retirar temporariamente o anticoagulante e corrigir a coagulopatia com SPP/cryoprecipitado ou concentrado de complexo de protrombina de 4 factores (4F-PCC).

**Vários anticoagulantes e os seus antídotos**

Testes laboratoriais de *heparina não fracionada*:
tempo de tromboplastina parcial activada (APTT) IV protamina 1 mg/100 unidades de heparina.

Teste de laboratório de *heparina de baixo peso molecular* (LMWH) Tratamento anti-factor Xa protamina IV 1 mg/100 unidades dalteparina/tinzaparina ou protamina 1 mg/1 mg dose de enoxaparina administrada nas 8 h anteriores. Considerar rFVIIa para hemorragias críticas.

Teste de *antagonista de Vit K (warfarin)*: Tempo de protrombina (PT)/Razão normalizada internacional (INR).

**Se INR <4,5** e sem hemorragia - não tomar warfarina até que INR atinja a gama terapêutica. Interromper - dar vit K 2,5 mg por via oral.

**Se 4,5-10** e sem sangramento - descontinuar a warfarina, considerar a vitamina K oral 2,5 mg. Dar vitamina K 2,5 mg por via oral ou 1 mg por via intravenosa.

**Se INR >10,** dar vitamina K 2,5 mg por via oral ou 1-2 mg por via intravenosa durante 30 minutos.

Repetir a cada 24 horas. Vitamina K 1-2 mg por via intravenosa durante 30 min., repetir a cada 6-24 h.

*Inibidores directos da trombina: Dabigatran* TT - tempo de diluição da trombina ECT-Ecarin tempo de coagulação ECA-Ecarin ensaio cromogénico. Se os testes acima mencionados não estiverem disponíveis, então o tempo de trombina, ACTV.

*Tratamento.* IV idarucizumab ou IV 4PCC/(aPCC) 50 unidades/ kg, SPP não tem qualquer papel. Descontinuação do anticoagulante. Agente antifibrinolítico (ácido tranexâmico). Considerar carvão activado se o medicamento tiver sido engolido dentro de 2-4 horas.

*Inibidores do factor oral Xa rivaroxaban, epixaban, endoxaban.* Teste: níveis anti-factor Xa, BHTV normal não exclui os níveis elevados de fármacos. O AChTV não é sensível ao epixaban. Andexanet alfa 50 IU/kg, descontinuação anticoagulante, agente antifibrinolítico (ácido tranexâmico) Considerar carvão activado se a droga tiver sido engolida dentro de 2-4 horas. Sem um papel para o SPP.


**Thrombocytopenia**

Um paciente de 50 anos foi admitido com um diagnóstico de tumor pancreático. Os testes de sangue mostraram Hb 10,7g%, glóbulos brancos 12,000/mm3 e plaquetas 110,000/mm3. No terceiro dia, deteriorou-se clinicamente. A sua contagem de glóbulos brancos era de 20,000/mm3 e a sua contagem de plaquetas era de 70,000/mm3. No entanto, no dia seguinte, o seu estado deteriorou-se ainda mais e necessitou de inotropos e respiração artificial. A sua Hb caiu para 6,4g%, a sua contagem de glóbulos brancos aumentou para 28 000/mm3 e a sua contagem de plaquetas caiu para 40 000/mm3.

### Etapa 1: Cuidados intensivos

- Monitorizar e estabilizar a condição na unidade de cuidados intensivos. Em doentes com baixa contagem de plaquetas e coagulopatia, inserir cateter na veia jugular para terapia de infusão sob orientação de ultra-sons.

- Remeter o sangue para esfregaço de sangue periférico, garoupa, compatibilidade cruzada, coagulação e bioquímica.

### Passo 2: Avaliar a gravidade da trombocitopenia

- A trombocitopenia é definida como uma contagem de plaquetas inferior a $150 \times 109/l$.

- Em doentes críticos, pode ser aceite um valor limiar inferior a $100 \times 109/l$.

- A capacidade de formar um coágulo hemostático é mantida enquanto a contagem de plaquetas for de pelo menos $100 \times 10/l^9$

### Passo 3:Avaliar a causa da trombocitopenia

- Uma história completa, um exame físico, registos médicos anteriores e actuais revelam geralmente a causa de uma baixa contagem de plaquetas.

- Perguntar sobre hemorragias de outros locais no passado, tais como hemorragias nasais frequentes, sangramento das gengivas, melena, hemoptise e sangue nas fezes ou na urina.

- História da contagem de plaquetas anteriores.

- Histórico de transfusões anteriores de sangue ou plaquetas, tomando warfarina e agentes anti-inflamatórios, incluindo anti-inflamatórios não esteróides

- Deve suspeitar-se de trombocitopenia induzida pela heparina (HIT) se as plaquetas forem reduzidas em 50% e/ou se ocorrer trombose 5-14 dias após o início da heparina. Avaliação de 4Ts para probabilidade de pré-teste de HIT.

## Causas da trombocitopenia:

- Pseudotrombocitopenia é observada em doentes assintomáticos. A presença de tufos de plaquetas num esfregaço de sangue periférico e uma contagem normal de plaquetas de citratos confirma a pseudotrombocitopenia. Em alguns doentes as contagens automáticas mostram trombocitopenia devido à presença de plaquetas gigantes, mas as contagens manuais de plaquetas são normais.

- Trombocitopenia diluída. Transfusão maciça de sangue.

- Medicamentos (quimioterapia, vários medicamentos), infecções - vírus Epstein-Barr (EBV), VIH, etc. Infecção/sepsia

- Doenças do tecido conjuntivo - artrite reumatóide, lúpus eritematoso sistémico, síndrome dos anticorpos antifosfolipídicos.

- Hipersplenismo devido à hipertensão portal.

- Doença primária da medula óssea

- HELLP - hemólise, enzimas hepáticas elevadas, baixa contagem de plaquetas

- TTP associado ao clopidogrel ou à ticlopidina associado ao inibidor Gp IIb/IIIa -Abciximab

- **Drogas associadas à trombocitopenia:** Bloqueadores de receptores de H2, anticorpos dependentes de drogas (vancomicina, rifampicina, cloroquina,
anfotericina B, sulfonamidas), Salicilatos/NSAIDs - Aspirina, diclofenaco, ibuprofeno, Antiepilépticos (valproato, carbamazepina, fenitoína), agentes antiarrítmicos (amiodarona),
anticorpos dependentes do acaso (penicilina, algumas cefalosporinas), outros (quinina, furosemida, tiazida, morfina)

**Factores provocativos e medicação:**

Agentes antiarrítmicos Procainamida com mecanismo de indução de autoanticorpos,

Antibióticos Linezolid com efeitos mielossupressores. Outros fluconazol, daptomicina, ganciclovir, nitrofurantoína, piperacilina também provocam trombocitopenia. Interacção meropenem no metabolismo do ácido fólico. Clopidogrel, ticlopidina pode causar microangiopatia trombótica, heparina não fracturada e de baixo peso molecular. Complexo imunitário com PF4

- Outras condições sistémicas associadas a defeitos plaquetários, tais como alcoolismo, cirrose, infecção por VIH, lúpus eritematoso sistémico (LES) e uremia

- História familiar de hemorragia intensa.

- Fazer um exame físico para procurar: sinais de sangramento na pele, membranas mucosas, articulações, tecidos moles, linfadenopatia, esplenomegalia

### Passo 4: Transfusão de plaquetas

- Três tipos de produtos de plaquetas são normalmente utilizados na prática clínica: Plaquetas doadoras aleatórias (RDP), Plaquetas doadoras únicas (SDP), Plaquetas combinadas com HLA

- A transfusão de plaquetas está contra-indicada na púrpura trombocitopénica trombótica (TTP), púrpura trombocitopénica idiopática (ITP) e HIT, a menos que o doente esteja a sangrar.

### Passo 5: Avaliar o aumento da contagem de plaquetas após a transfusão de plaquetas

- A contagem de plaquetas deve ser medida 10-60 min após a transfusão, uma vez que a destruição de plaquetas pelo sistema imunitário é possível após 10-60 min. As contagens pós-transfusão após 24 horas avaliam a sobrevivência das plaquetas que são sensíveis a factores não imunes.

- Um paciente é considerado refractário à transfusão de plaquetas se duas ou três transfusões consecutivas forem ineficazes.

- A aloimunização é confirmada pela demonstração de anticorpos ao antigénio leucocitário especificamente humano (HLA) ou ao antigénio plaquetário humano (HPA).

**Despoletadores de transfusão de plaquetas.** Transfusão de sangue profiláctico em doentes adultos com uma contagem de plaquetas de 10 $\times 10^9$ /l. Antes da inserção de um cateter venoso central 20 $\times 10^9$ /l. Punção lombar de diagnóstico urgente 20 $\times 10^9$ /l, antes da punção lombar de diagnóstico de rotina 50 $\times 10^9$ /l, antes da grande cirurgia electiva (excepto em neurocirurgia) 50 $\times 10^9$ /l, em neurocirurgia 100 $\times 10$ /l$^9$

**Factores associados à refracção da transfusão de plaquetas:**

*medicamentos* Anfotericina B, vancomicina, ciprofloxacina, heparina;

*Factores do paciente*: gravidezes anteriores, transfusões anteriores;

*Factores imunitários*: HLA, específicos de plaquetas, anticorpos eritrócitos; Duração do *armazenamento de* plaquetas;

*Factores* não-imunes: esplenomegalia, febre, infecções, hemorragias, coagulação intravascular disseminada

**Passo 6: Compreender estratégias para melhorar a resposta às transfusões de plaquetas**

- Tratar a doença subjacente.

- Transferir plaquetas ABO-idênticas.

- Transferir plaquetas armazenadas por menos de 48 horas.

- Aumentar o número de plaquetas transfundidas.

- Escolher um doador compatível: compatível com HLA, compatível com ABO.

**Passo 7: Tratar a causa subjacente**

- Verificar e descontinuar todos os medicamentos que causam a desordem.

- Examinar o doente para detectar sinais de infecção secundária ou DIC.


**Avaliação inicial e ressuscitação cardiopulmonar**

A gestão de pacientes internados na UCI em estado patológico é um desafio em proporção directa à morbilidade e mortalidade, e um regime de UCI rápido e baseado em protocolos ajudará a salvar estes pacientes.

**Etapa 1: Atribuir responsabilidades**

- Formar rapidamente uma equipa e atribuir claramente responsabilidades de trabalho a cada membro de forma apropriada.

- Inicialmente, o doente deve ser visto por um membro sénior da unidade de cuidados intensivos para reanimação inicial, exame e planeamento da gestão.

- Nomear dois médicos para a reanimação inicial.

- Atribuir duas enfermeiras a pacientes instáveis.

- Procurar a ajuda de outros membros da equipa em tempo útil, se necessário.

**Passo 2: Iniciar a avaliação inicial e ressuscitação**

- O objectivo inicial é identificar problemas de risco de vida imediato. No entanto, é necessário um diagnóstico de trabalho para decidir sobre o tratamento, uma vez alcançada a estabilidade fisiológica.

- Para um doente em paragem cardíaca e respiratória, seguir o protocolo ACLS, a
reanimação deve ser realizada simultaneamente, não sequencialmente, pois o tempo é limitado.

- Para pacientes hemodinamicamente instáveis, a reanimação deve ser sistemática e visar avaliar e gerir A (vias respiratórias), B (respiração) e C (circulação e consciência).

- Os três componentes podem ser monitorizados simultaneamente; não é necessária uma abordagem sequencial.

### Via aérea (A)

Avaliar as vias respiratórias. A necessidade de patência definitiva das vias aéreas por intubação endotraqueal ou assistida (via aérea oral/nasal), dispositivos supraglóticos ou cricotirotomia cirúrgica nos doentes baseia-se na avaliação clínica e não deve ser retardada.

- Procure ajuda quando tiver dúvidas sobre a obstrução das vias aéreas. Procurar, ouvir e sentir sinais de obstrução das vias respiratórias e fixar as vias respiratórias e entubar, se necessário.

*O ronco* é devido à obstrução das vias respiratórias superiores pela língua e orofaringe.

tecido mole - introduzir a boca/nasofaringe.

*Gotejamento* - devido à obstrução das vias aéreas superiores por secreção - realizar aspiração.

*Strydor* - devido a obstrução de corpo estranho ou estenose das vias aéreas superiores, geralmente por inalação - remover corpo estranho ou entubar.

*Wheezing* - devido a pequenos espasmos das vias aéreas - administrar broncodilatadores.

Obstrução completa das vias aéreas *assintomática* - entubar.

### Respiração (B)

- Avaliar a procura de oxigénio e a ventilação. Pode ser avaliado clinicamente com oximetria de pulso e análise de gases sanguíneos arteriais:

Procure **sinais clínicos de insuficiência respiratória**: falta de ar, taquipneia, incapacidade de falar, respiração com a boca aberta

*Sinais clínicos de oxigenação inadequada*

- Inquietude - Delírio - Sonolência - Frio nas extremidades - Cianose - Taquicardia - Arritmia - Hipotensão - Tremor de palmas (asterixis).

• Utilização de músculos respiratórios auxiliares.

• Respiração paradoxal (movimento abdominal para dentro durante as respirações) - atenção aos sinais clínicos que indicam uma oxigenação ou ventilação inadequada dos pulmões. Lembre-se de que estas manifestações clínicas são um sinal muito tardio de insuficiência respiratória e sugerem uma paragem cardiorrespiratória precoce. Os pacientes devem ser identificados muito mais cedo e deve ser prescrita uma gestão adequada.

• Procurar sinais de pneumotórax de tensão e sinais de derrame pleural maciço ou hemotórax e drenar imediatamente.

Quaisquer sinais de colapso maciço do pulmão com dessaturação requerem intubação, aspiração e ventilação por pressão positiva.

Algumas condições clínicas, tais como perda profunda de consciência (CCH<8), instabilidade hemodinâmica grave ou insuficiência respiratória grave, requerem intubação endotraqueal imediata e ventilação mecânica.

A ventilação não-invasiva pode ser experimentada em pacientes relativamente estáveis, para condições em que a ventilação não-invasiva possa ser eficaz.

• Utilizar uma máquina de oxigénio de alto fluxo, se necessário.

• A saturação normal de oxigénio não exclui a obstrução das vias aéreas e a necessidade de entubação e ventilação.

**Circulação (C)**

- Avaliar a adequação da circulação. Examinar o seguinte:

Pulso periférico e central em frequência, regularidade, volume e simetria. Temperatura da pele. Ritmo e ritmo cardíaco. Pressão arterial (deitado e sentado com hipotensão ortostática). Enchimento capilar. Pressão venosa jugular. Diurese.

Ecocardiografia à beira do leito - **e-FAST** (avaliação ultra-sónica focalizada avançada em trauma), **RUSH** (ultra-som rápido em choque e hipotensão) ou **FATE** (este exame ultra-sónico direccionado da função cardíaca para diagnóstico rápido ou exclusão de várias causas de instabilidade hemodinâmica, dor torácica, insuficiência respiratória aguda em doentes críticos)

Considerar a monitorização invasiva - pressão arterial invasiva, venosa central, monitorização da pressão incluindo o débito cardíaco. Usar o volume, inotropos e apoio vasopressor de forma judiciosa. Um teste de volume precoce é adequado para a maioria dos pacientes com hipotensão. Identificar rapidamente o choque cardiogénico e o transporte para uma instalação apropriada. Procurar tamponamento pericárdico causando instabilidade hemodinâmica que exija pericardiocentese imediata. Qualquer suspeita de embolia pulmonar deve resultar em terapia anticoagulante urgente, a menos que contra-indicada, seguida de acção apropriada. Os doentes com sinais sugestivos de dissecção da aorta devem ter controlo urgente da hipertensão arterial e do ritmo cardíaco e devem ser investigados urgentemente para confirmar o diagnóstico. Em doentes com sinais de septicemia e choque séptico, a infusão é utilizada juntamente com a rápida administração de antibióticos de largo espectro.

- Consciência - o exame neurológico frequente é necessário em doentes sonolentos. Os sinais laterais, como a hemiplegia, são geralmente um sinal de défice neurológico. A diminuição da consciência na ausência de uma causa neurológica primária é indicativo de doença sistémica grave.
- Verificar a hipoglicémia e intervir urgentemente. - Controlar as crises em

curso com medidas adequadas. - Considerar terapia antibiótica urgente para doentes com sinais sugestivos de meningite bacteriana.

Excluir *7G*: - Hipovolemia - Hipoxia - Excesso de iões de hidrogénio (acidose)- Hipoglicémia - Hipocalemia - Hiperkalaemia - Hipotermia e

*5T*: - Pneumotórax de tensão - Tamponamento cardíaco - Toxinas - Trombose (embolia pulmonar) - Trombose (enfarte do miocárdio). Causas reversíveis de instabilidade do doente podem levar a paragem cardíaca

**Passo 3: Concentração na anamnese.**

- Obter um historial de familiares, pessoal médico e de enfermagem sobre o doente instável.

- Rever o historial médico do paciente e o registo perioperatório.

- A apresentação do problema em ordem cronológica com a duração e o perfil temporal da doença deve ser documentada.

- Reunir um histórico do mecanismo do trauma em pacientes traumatizados.

- Perguntar sobre co-morbilidades graves, tais como doenças cardíacas, pulmonares ou renais, operações anteriores ou quaisquer outros problemas de saúde graves no passado.

- Informe-se sobre a hospitalização ou utilização anterior de VNI em casa.

- Informe-se sobre o estado funcional em casa - acamado, ambulatorial com apoio ou independente.

- Informe-se sobre a sua tolerância à actividade física.

- Nas pessoas idosas, aprender sobre saúde mental e função cognitiva.

- Reúna um historial detalhado da sua medicação com doses e duração de utilização. Pergunte sobre quaisquer alterações recentes de medicamentos, alergias a medicamentos de venda livre, medicamentos alternativos e auto-medicação.

- Pergunte sobre qualquer uso rotineiro de sedativos ou drogas psiquiátricas.

- Aprender sobre vícios como o álcool e o tabaco.

- A lista de problemas activos e inactivos deve ser documentada nos registos clínicos.

- Clarificar o estado de reanimação dos pacientes, conforme desejado pela família. Identificar os parentes mais próximos.

**Passo 4: Fazer um exame físico focalizado**

- Verificar sinais vitais.

- Procure sinais de alerta de doenças graves.

- Examinar qualquer anomalia que ponha em risco a vida.

*Sinais de aviso de doença grave*: PA sistólica <90 ou pressão arterial média <60 mmHg. , Escala de coma de Glasgow <12, frequência de pulso >150 ou <50 batimentos/min, frequência respiratória >30 ou <8/min, diurese <0,5 ml/kg/h. O hemograma, açúcar no sangue, sódio, potássio, ureia, creatinina, aspartato aminotransferase (AST), alanina transaminase (ALT), PV, ACTV, gases do sangue arterial e níveis de lactato na sepsis são importantes para a avaliação inicial.

*Exemplos de investigações que requerem acção correctiva urgente -* Açúcar no sangue <4 mmol/l ou >33 mmol/l- Sódio <110 ou >160 mmol/l- Potássio <2,5 ou >6,0 mmol/l- pH <7,2

- Examinar para palidez, cianose, icterícia, inchaço das canelas.

- Examine a sua pele à procura de erupções cutâneas, petéquias, urticárias.

- Examinar sistematicamente os outros sistemas de órgãos.

- O exame deve ser repetido frequentemente para novos sinais ou descobertas. Em doentes neurológicos, deve ser utilizada a Escala de Coma de Glasgow.

- Deve ser realizado um raio-X torácico e um ECG de 12 derivações.

- As culturas microbiológicas devem ser enviadas da forma correcta.

- Outras investigações devem basear-se nos resultados da anamnese e nos dados de exame.

- Em pacientes instáveis, as investigações devem ser realizadas à cabeceira do paciente, na medida do possível.

- Se for necessário transporte fora da unidade de cuidados intensivos, o doente deve ser devidamente supervisionado e acompanhado por pessoal qualificado

### Passo 5: Reconhecer um doente em risco

- Tomar precauções especiais para o seguinte grupo de doentes: os idosos e imunocomprometidos podem não apresentar sinais de descompensação, tais como febre e taquicardia. Em doentes adultos jovens, a descompensação ocorre tardiamente devido a reservas fisiológicas.

### Passo 6: Avaliar a resposta à ressuscitação inicial

- Avaliar alterações nos sinais vitais principais durante a ressuscitação inicial - frequência de pulso, ritmo, tensão arterial, saturação de oxigénio, diurese e estado mental.

- A avaliação contínua é obrigatória.

### Passo 9: Construir um diagnóstico de trabalho e planear uma maior gestão

- A reanimação inicial, avaliação, exame e resposta ajudam a fazer um diagnóstico de trabalho ou fornecem uma base para um diagnóstico diferencial.        - Reavaliar frequentemente o doente para modificar o plano inicial, se necessário.

- Devem ser definidos objectivos orientados para problemas e passos para alcançar estes objectivos.

#### Marcos-alvo:

- Pressão arterial média >65 mmHg. - Monitorização contínua invasiva da pressão arterial - Terapia adequada de infusão - Se necessário vasopressor/apoio inotrópico

- Hb > 7 mg/dl, - Monitorização dos níveis de Hb sanguíneo de 8 em 8 horas - Transfusão de massa de eritrócitos se Hb < 7 g/dl.

- Contagem de plaquetas sanguíneas >10.000 por cc mm - Monitorizar a contagem de plaquetas sanguíneas de 8 em 8 horas - Vigiar a hemorragia, se ocorrer hemorragia, transfundir uma unidade de um único dador (SDP) ou 4-6 unidades de plaquetas de dadores aleatórios colhidas de mais de um dador (RDP) se o SDP não estiver imediatamente disponível.

- RaO2 > 65 mmHg. - Utilizar máscaras de oxigénio. - Considerar NIVL/ventilação invasiva/fluxo elevado através do nariz.

- Respiração adequada e suave. Fornecer apoio ventilatório com intubação endotraqueal se a Escala de Coma de Glasgow/Pontuação de Coma de Glasgow (GCS) < 9, Inalação de broncodilatadores se broncoespasmo - Exercícios respiratórios - Fisioterapia respiratória - Ventilação não invasiva como indicado.

- Nível de consciência: claro. - Vigilância neurológica cuidadosa - Considerar a imagem do SNC - Considerar a terapia osmótica

- Diurese > 30 ml/h- Fornecer apoio infusional adequado - Considerar terapia de substituição renal

- Nota de sedação = 0-1- Ajustar a taxa de infusão de sedação de acordo com a nota de sedação - Interrupção diária da sedação para avaliar o nível de consciência.

- Pressão intra-abdominal (IAP) < 12 mmHg. - Monitorização contínua do PAI - Utilizar medidas não cirúrgicas para reduzir a pressão intra-abdominal - Considerar intervenção cirúrgica se as medidas médicas não reduzirem a pressão intra-abdominal

*É favor notar que esta lista não é exaustiva.*

**Passo 10: Informar a família**

- Após a ressuscitação inicial, avaliação, exame, a família deve ser informada do diagnóstico provável, plano de tratamento e prognóstico aproximado, duração da estadia e consentimento devem ser tomados para quaisquer procedimentos invasivos.

**Etapa 11: Documentação e consentimento**

# CAPÍTULO 5. OS EFEITOS DA QUIMIOTERAPIA E DA RADIOTERAPIA NOS CUIDADOS ANESTÉSICOS

Os doentes com cancro são vistos por anestesistas em diferentes fases da doença. A anestesia e a intervenção cirúrgica para estes pacientes com cancro continua a ser um desafio devido aos problemas associados ao procedimento cirúrgico, terapias concomitantes ao cancro, tais como quimioterapia, radioterapia e comorbilidades. A ressecção cirúrgica terapêutica é a base do tratamento de tumores potencialmente tratáveis. A intervenção cirúrgica está associada à resposta do corpo ao stress, que tem respostas metabólicas, neuroendócrinas, hematológicas e inflamatórias/imunológicas (respostas ao stress de citocinas, imunidade celular suprimida. Estes são factores importantes na resposta imunitária perioperatória e criam um ambiente para a possível proliferação de células tumorais que levam à metástase. Outros factores cirúrgicos incluem a disseminação de células tumorais durante a cirurgia. Exposição à dor, transfusões de sangue, hipotermia, episódios de hipoxia, hipoperfusão de órgãos, hiperglicemia, acção anestésica e técnica sobre a recorrência do cancro. Estas reacções adversas durante o tratamento cirúrgico curativo requerem a intervenção perioperatória por médicos, incluindo anestesistas, cirurgiões e oncologistas, para manter a homeostase contra os efeitos tanto do cancro como do esgotamento dos tecidos. Muitos medicamentos quimioterápicos bem estabelecidos são agentes antiproliferativos, visando a rápida divisão das células cancerosas, mas também danificam células não malignas, resultando em toxicidade. A quimioterapia induz geralmente a morte celular através da interacção entre os receptores de drogas, o que estimula uma cascata de eventos catastróficos, geralmente levando à apoptose.

**A quimioterapia** é amplamente classificada como: 1. Quimioterapia neoadjuvante : realizada antes da ressecção cirúrgica do tumor primário, metástases, ou ambos, e concebida para encolher o tumor primário. É também administrada a doentes com cancro com um elevado risco de doença micrometastática.

2. Quimioterapia adjuvante: prescrita após tratamento local (radioterapia ou cirurgia). Pode ser usado quando há poucos sinais de cancro, mas há risco de recidiva. Também útil para destruir quaisquer células cancerígenas que se tenham espalhado por outras partes do corpo. Estas micrometástases podem ser tratadas com quimioterapia adjuvante, o que pode reduzir as taxas de recorrência causadas por estas células disseminadas. Após a ressecção do tumor para reduzir o risco de recorrência do tumor.

3. A quimioterapia combinada envolve o tratamento simultâneo de um paciente com uma série de medicamentos diferentes. Os fármacos diferem no seu mecanismo de acção e efeitos secundários. A vantagem é que a hipótese de desenvolver resistência a qualquer agente é minimizada. Além disso, os fármacos podem frequentemente ser utilizados em doses mais baixas, reduzindo a toxicidade. Terapia paliativa para melhorar a qualidade de vida e prolongar a sobrevivência sem a possibilidade de tratamento.

A quimioterapia combinada é frequentemente utilizada para aumentar a morte das células cancerosas e reduzir a resistência aos medicamentos. Os medicamentos escolhidos podem ter diferentes mecanismos de acção, resultando num efeito sinérgico. A quimioterapia é administrada em 'ciclos', geralmente a cada 2-3 semanas, geralmente durante 3-6 meses (mas por vezes consideravelmente mais longo) com fases de recuperação entre cada ciclo para restaurar o tecido normal e resolver os efeitos tóxicos. A utilização de regimes de doses múltiplas aumentará também a probabilidade de morte das células cancerosas, uma vez que nem todas as células estarão na parte susceptível do ciclo celular quando administradas uma vez. Os efeitos tóxicos comuns incluem efeitos cardíacos, pulmonares, renais, hepáticos, gastrointestinais, efeitos da medula óssea e danos neurológicos.

### Classificação dos agentes quimioterápicos

| *Agentes alquilantes* | *Antimetabolitos* | *Inibidores mitóticos* | *Antibióticos* | *Outros* |
|---|---|---|---|---|
| Busulfan | Citosina | Etoposide | bleomicina | L-asparaginase |
| Carmustine | arabinoside | Tenipóside | dactinomicina | Hidroxiureia |
| Chlorambucil | Floxuridina | Vinblastina | Daunorubicina | Procarbazine |
| Cisplatin | Fluorouracil | Vincristine | Doxorubicina | |
| Ciclofosfamida | Mercaptopurina | Vinidesin | Mitomicina - C | |
| ifosfamide | Metotrexato | Taxoids | Mitoxantrone | |
| Melphalan | Pilkamycin | | | |

**Mecanismo de acção dos agentes quimioterápicos:** 1. bloqueia a biossíntese do ácido nucleico (ADN, RNA) 2. Destrói directamente o ADN e inibe a reprodução do ADN 3. Previne a transcrição e bloqueia a síntese do ARN 4. Previne a síntese e função proteica 5. Afecta a homeostase hormonal.

**Sistema                                                    Cardiovascular**

A toxicidade cardíaca secundária à quimioterapia é comum e pode ser fatal. Os problemas encontrados incluem hipotensão, hipertensão, arritmias, enfarte do miocárdio, insuficiência cardíaca congestiva, cardiomiopatia, miocardite e pericardite, levando a derrame pericárdico e tamponamento cardíaco. Os sinais clínicos podem ser agudos ou tardios, geralmente 12 meses ou mais.

Numerosos *medicamentos de quimioterapia* causam: 1. antraciclinas, doxorubicina (adriamicina), daunorubicina e epirubicina são os agentes mais comuns envolvidos no desenvolvimento da toxicidade cardíaca após a quimioterapia, mas outros medicamentos como a ciclofosfamida, 5-fluorouracil (5-FU), bleomicina, paclitaxel e docetaxel também podem causar uma toxicidade cardíaca grave. 2. A ciclofosfamida causa danos endoteliais directos e pericardite hemorrágica ou miocardite. 3. 5ftorouracil foi anteriormente considerado como causador de espasmo coronário agudo, mas evidências recentes sugerem que este fármaco é também susceptível de causar toxicidade de miócitos, o que é inerentemente imprevisível, excepto por uma maior incidência em doentes com antecedentes de doença coronária.

**Mecanismo de acção**: O mecanismo pelo qual as antraciclinas causam danos cardíacos é multifactorial, mas envolve a produção de radicais livres que levam à apoptose de miócitos e, subsequentemente, a danos cardíacos agudos e irreversíveis. Os medicamentos quimioterápicos tendem a danificar os mioócitos. Na idade adulta, o coração tem de se adaptar funcionalmente às alterações, por exemplo, a fracção de ejecção pode ser preservada, mas a reserva cardíaca é reduzida. Os danos podem ser graves e ameaçadores para a vida.
A radioterapia pode ser utilizada juntamente com a quimioterapia e pode causar danos nas válvulas cardíacas, vasos e pericárdio.

*Os factores de risco de cardiotoxicidade* incluem: doença cardíaca pré-existente, uso concomitante de agentes quimioterápicos, idade na altura do tratamento, sexo feminino, radioterapia actual ou anterior com envolvimento mediastinal, obesidade, LV EF inferior a 50%.

Ao avaliar um paciente pré-operatório que tenha recebido quimioterapia, devem ter-se em mente as possíveis complicações cardíacas. Fazer a anamnese e o exame, procurar sinais e sintomas de disfunção cardíaca. As investigações perioperatórias de rotina devem incluir um ECG e um ecocardiograma bidimensional. O ecocardiograma deve concentrar-se em detalhes específicos da parede do coração, contratilidade, fração de ejeção do ventrículo esquerdo e fluido pericárdico. Se necessário, o paciente deve ser encaminhado para um cardiologista para optimização antes da cirurgia. Após consulta com um cardiologista, os inibidores da enzima de conversão da angiotensina devem ser considerados para melhorar a fracção de ejecção. O plano de anestesia durante a cirurgia dependerá dos dados pré-operatórios, o efeito depressivo dos anestésicos normalmente utilizados, que pode ser exacerbado pela exposição prévia a agentes quimioterápicos, mesmo em pacientes com função cardíaca aparentemente normal. Consequentemente, todos estes pacientes devem ser considerados com elevado risco de potenciais eventos cardíacos durante a anestesia e a cirurgia. A monitorização invasiva da pressão arterial e do débito cardíaco é frequentemente necessária, para manter parâmetros fisiológicos normais. Os vasopressores devem estar sempre à mão para contrariar a hipotensão. Os limites de alarme de ECG devem ser cuidadosamente seleccionados para alertar o anestesista para qualquer alteração na actividade eléctrica do coração. A normotermia deve ser mantida por meio de um dispositivo de aquecimento forçado do ar e aquecimento de fluidos. Esta precaução deve ser mantida no período pós-operatório.

**Efeitos pulmonares**:

Os doentes com cancro sofrem frequentemente de complicações pulmonares. Entre 75% e 90% das complicações pulmonares são secundárias à infecção. As complicações pulmonares são um problema grave. A insuficiência respiratória em doentes com cancro que necessitam de ventilação assistida está associada a uma taxa de mortalidade de 75%. Os efeitos tóxicos pulmonares dos agentes citotóxicos incluem uma combinação de danos pulmonares directos e inflamação indirecta.

*Os efeitos respiratórios adversos* incluem:

Pneumonite intersticial inflamatória precoce;

Edema pulmonar agudo não cardiogénico;

Broncoespasmo;

Efusão pleural;

Os pacientes que recebem quimioterapia com sintomas e sinais respiratórios apresentam um desafio diagnóstico. Infecção, doença metastática, embolia pulmonar, ou lesões induzidas por drogas podem ser manifestações de possível toxicidade pulmonar num doente com cancro.

*Os medicamentos que normalmente causam toxicidade pulmonar* incluem:

- Bleomicina - Ciclofosfamida - Nitrourea- Mitomicina - Busulfan - Metotrexato.

*Os factores de risco de* toxicidade pulmonar por agentes quimioterápicos incluem:

- Idade superior a 70- Predisposição genética- Doenças pulmonares existentes- História do tabagismo- Radioterapia torácica

A manifestação inicial pode ser subtil, o paciente pode estar assintomático sem perda de estado fisiológico, ou pode queixar-se de tosse seca ou de aumento da falta de ar com exercício.

Pode haver alterações mínimas nas radiografias do tórax e sem lesões marcantes. A patogénese da toxicidade pulmonar é secundária à quimioterapia.

*O metotrexato* e o *ciclofosfano* causam classicamente uma pneumonite. O tratamento é frequentemente infrutífero e pode desenvolver-se uma fibrose pulmonar progressiva.

Devido aos efeitos imunossupressores dos medicamentos quimioterápicos (a maioria dos agentes quimioterápicos causam mielossupressão, incluindo neutropenia), os doentes podem sofrer de mal-estar agudo com infecções como a pneumonia. Estes pacientes podem necessitar de um período de respiração artificial no período pós-operatório.

*A bleomicina é uma* droga quimioterapêutica particularmente importante que o anestesista deve estar ciente. A bleomicina é frequentemente utilizada para tratar tumores de células germinativas e a doença de Hodgkin pode progredir para uma fibrose pulmonar com risco de vida. A toxicidade pulmonar ocorre em 6-10% dos doentes e pode ser fatal.

*A pneumonia* desenvolve-se gradualmente nos primeiros meses de tratamento, mas pode persistir por até 6 meses. A pneumonia é acompanhada por um aumento da actividade fibroblástica. A actividade do fibroblasto é seguida pela síntese de colagénio e diminuição da degradação do colagénio, resultando em fibrose pulmonar. A exposição a oxigenoterapia altamente concentrada, mesmo por curtos períodos durante a anestesia, causa frequentemente toxicidade pulmonar rapidamente progressiva em doentes previamente tratados com bleomicina. Estas alegações têm sido consideradas controversas, mas recomenda-se que qualquer paciente previamente tratado com bleomicina seja tratado como um paciente de alto risco.

O dano pulmonar induzido pela bleomicina ocorre geralmente sem ser notado nos primeiros 6 meses após o início do tratamento, mas a possibilidade de fracções de oxigénio inalado elevadas provocarem toxicidade pulmonar permanece um risco para toda a vida. Todos os pacientes que alguma vez receberam bleomicina devem ter um cartão de aviso e um rótulo de aviso colocados nos seus registos. Os sintomas de toxicidade pulmonar induzida pela bleomicina não são específicos e incluem tosse seca e falta de ar. Os doentes podem também sentir dores pleuríticas no peito e febre. Ao serem examinados, podem ser encontrados rales pulmonares e hipoxemia. O diagnóstico de toxicidade por bleomicina deve ser considerado para todas as doenças respiratórias em pacientes que já receberam bleomicina.

A toxicidade da bleomicina tem manifestações típicas *radiologicamente:*

- Podem ser vistas sombras lineares intersticiais, que podem ser semelhantes às linhas Curley B vistas no edema pulmonar.

- Pode estar presente uma sombra confluente do espaço aéreo, que poderia ser diagnosticada como uma infecção se o diagnóstico de danos pulmonares induzidos por bleomicina não for considerado.

- Pneumotórax e pneumomediastino são complicações bem reconhecidas de danos pulmonares graves induzidos por bleomicina.

São particularmente preocupantes os pacientes que foram submetidos a cirurgia e tratados com bleomicina. A oxigenoterapia pode induzir e exacerbar os danos pulmonares induzidos pela bleomicina.

**A hiperoxia é o** fornecimento de oxigénio inalado a uma concentração igual ou superior a 30%. A concentração de oxigénio inalado aumenta o risco de danos pulmonares induzidos pela bleomicina, enquanto concentrações mais baixas de oxigénio inalado reduzem o risco. Quando a bleomicina tiver sido pré-operada, devem ser utilizadas concentrações mais baixas de oxigénio durante a anestesia e no pós-operatório. A avaliação pré-operatória de um paciente com exposição prévia à bleomicina exigirá uma anamnese cuidadosa. Dependendo dos resultados clínicos, as investigações necessárias podem incluir radiografia torácica, análise dos gases do sangue arterial, tomografia computorizada dos pulmões, testes de função pulmonar e broncoscopia. O oxigénio deve ser prescrito na tabela de medicação, e a dose de oxigénio deve ser ajustada frequentemente para manter uma exposição mínima para atingir uma gama de saturação periférica de oxigénio alvo de 88% a 92%. Se a saturação de oxigénio for superior a esta, o oxigénio deve ser descontinuado ou a dose reduzida. As estratégias de ventilação, incluindo a utilização de PEEP e um cuidadoso equilíbrio de fluidos, limitarão a quantidade de oxigénio necessária.

No período pós-operatório, a fisioterapia torácica, um bom regime anestésico e uma mobilização precoce também minimizarão a necessidade de oxigénio.

**Sistema Renal**

Alguns medicamentos de quimioterapia são nefrotóxicos e causam insuficiência renal aguda ou crónica. Estes pacientes têm subsequentemente uma maior incidência de hipertensão arterial, levando a doenças cardiovasculares. A insuficiência renal aguda pode ocorrer dentro de 24 horas após uma única dose de cisplatina. A hidratação adequada com diurese forçada parece reduzir a incidência de toxicidade renal. A utilização de soro fisiológico é particularmente útil, uma vez que concentrações elevadas de cloreto nos túbulos inibem a hidrólise da cisplatina. A toxicidade renal pode aumentar se o paciente receber aminoglicosídeos ao mesmo tempo. Os análogos mais recentes da cisplatina, como a carboplatina e a oxaloplatina, são menos nefrotóxicos com igual eficácia contra a malignidade.

- A ifosfamida pode causar anomalias nos túbulos proximais.

- Ciclofosfamida pode causar cistite hemorrágica

- A mitomicina C está associada a uma síndrome que envolve anemia hemolítica microangiopática e insuficiência renal. De particular importância para o anestesista é o conhecimento de que o processo nefrotóxico é exacerbado pela desidratação e a administração concomitante de anti-inflamatórios não esteróides.

A gestão cuidadosa dos fluidos e a administração de analgésicos são essenciais no período perioperatório.

**Sistema nervoso**

A quimioterapia pode danificar qualquer parte do sistema nervoso humano.  Os agentes mais comuns com efeitos secundários neurotóxicos importantes para o anestesista são a vincristina e a cisplatina. O alcalóide *vincristino* periwinkle pode causar neurotoxicidade grave. Pode ser utilizado para tratar linfoma e leucemia. O vincristino pode causar neuropatia periférica, dores musculares, neuropatia craniana e convulsões. Particularmente preocupantes são os efeitos no sistema nervoso autónomo com o desenvolvimento da hipotensão ortostática e a rara mas grave condição de paralisia da corda vocal. A vincristina pode também exacerbar condições neurológicas pré-existentes.

- *O metotrexato* em doses elevadas é utilizado para tratar, entre outros cancros, cancro ósseo, sarcoma e pode causar encefalopatia aguda, incluindo confusão, convulsões, hemiparesia e coma (geralmente reversível).

- *A ifosfamida* também provoca classicamente encefalopatia, especialmente em mulheres com grandes tumores pélvicos.

- *O paclitaxel* e a oxaloplatina causam geralmente neuropatia periférica com os efeitos da quimioterapia. O início é agudo, ocorrendo dentro de 12-24 horas após o tratamento. As náuseas e vómitos ocorrem após 24 horas e podem durar de 6 a 7 dias.

- *A cisplatina* em doses elevadas causa náuseas e vómitos em 24 horas em 90% dos doentes que não tomam anti-eméticos profilácticos. Os doentes com vómitos correm o risco de desequilíbrio electrolítico, desidratação, perda de peso e desnutrição. A prevenção da aspiração continua a ser uma grande preocupação para os anestesistas e anestesistas, e esta população de doentes está em risco acrescido. Um exame neurológico completo deve ser realizado antes da cirurgia e documentado para identificar qualquer dano neurológico. O investigador da MSU Geoffroy Laumet juntamente com a sua equipa e uma equipa interdisciplinar de cientistas da Universidade de Lille, Universidade de Estrasburgo e Instituto Pasteur em Lille em França e Universidade de Coimbra em Portugal descobriram que a isradefilina, um medicamento já aprovado pela FDA e utilizado para tratar a doença de Parkinson, pode reduzir os efeitos secundários da cisplatina, mantendo o seu poder anti-cancerígeno. **https://msutoday.msu.edu.**

• A anestesia regional é relativamente contra-indicada em qualquer paciente

com efeitos secundários neurológicos após tratamento quimioterápico e é apropriado documentar os défices antes da anestesia.

### Sistema gastrointestinal

A toxicidade gastrintestinal ocorre frequentemente após a administração da maioria dos medicamentos de quimioterapia. Os efeitos da quimioterapia ocorrem na rápida divisão das células em todo o tracto gastrointestinal e há danos potencialmente consideráveis na mucosa ao longo do comprimento do tracto. A toxicidade gastrintestinal inclui náuseas, vómitos, mucosite e diarreia. Regimes de quimioterapia contendo *5-FU* e *irinotecan* foram associados a um risco significativamente mais elevado de diarreia induzida por quimioterapia. Não surpreendentemente, pode ocorrer desidratação. Nestes casos, o equilíbrio hídrico-eletrolítico é prejudicado e deve ser corrigido antes de ser indicada a cirurgia. Em doentes com náuseas graves e vómitos, deve ser considerada a indução sequencial rápida de anestesia para evitar a aspiração. O trauma directo devido à laringoscopia irá exacerbar a mucosite causada pela quimioterapia e pode causar hemorragias graves, resultando em imagens difíceis das vias respiratórias.

### Sistema hepático

Disfunções hepáticas, tais como cirrose e distúrbios de coagulação, são consequências frequentes da quimioterapia oncológica. Os testes de função hepática anormal são um problema comum em doentes com cancro, com possíveis causas incluindo metástases hepáticas, infecções, doenças hepáticas (por exemplo, doença hepática alcoólica) e a toma de drogas hepatotóxicas. Também podem ocorrer danos hepáticos relacionados com quimioterapia, incluindo danos parenquimatosos com alterações gordurosas, colestase e necrose hepatocelular. Sabe-se que *o metotrexato* causa cirrose e fibrose do fígado.          A destruição hepatocelular difusa tem sido vista como secundária ao tratamento *com ciclofosfamida*. Muitos medicamentos quimioterápicos são metabolizados no fígado e, como tal, requerem redução de dose se a função hepática for prejudicada.

O metabolismo no fígado tem de ser considerado, e o isoflurano é o agente volátil preferido. O halotano deve ser evitado. O vecurónio e o rocurónio devem ser utilizados com cautela e monitorizados de perto. Devem ser aplicadas as precauções habituais para a dosagem de anestésicos em doentes com deficiência hepática, e a anestesia regional pode ser contra-indicada devido à coagulopatia associada.

### O sistema hematopoiético

A maioria dos medicamentos quimioterápicos afectam a medula óssea e as células sanguíneas periféricas, resultando em mielossupressão. Pode ocorrer sepsis com risco de vida e deterioração rápida se um doente desenvolver uma infecção com neutropenia. Os sintomas e sinais podem ser atípicos, e a febre pode estar ausente.

Os antibióticos apropriados de largo espectro devem ser administrados imediatamente. A pancitopenia pode ter consequências graves para a anestesia e cirurgia, causando redução da capacidade de transporte de oxigénio, aumento do risco de hemorragia e infecção oportunista. A função da medula óssea deve ser cuidadosamente avaliada antes da anestesia. A consulta com um hematologista deve ser considerada. A mielossupressão é normalmente parcial ou completamente reversível dentro de 6 semanas após a paragem da quimioterapia, mas pode ser mais duradoura em alguns pacientes.

**Vários efeitos secundários dos agentes quimioterápicos. Uso de**

**esteróides.**

O paciente com cancro tem frequentemente um historial de administração exógena de glicocorticóides como parte de um regime quimioterápico. Um paciente que tenha recebido ≥2 semanas de glicocorticóides no último ano é considerado em risco de depressão da função adrenal. No entanto, muitos destes pacientes são capazes de uma resposta normal ao stress.

### Quimioterapia e cicatrização de feridas

O resultado da cirurgia pode ser afectado pela cicatrização deficiente da ferida causada pelos medicamentos antitumorais utilizados para tratar o tumor subjacente. A neutropenia, que acompanha alguma quimioterapia durante 7-10 dias após a administração, pode afectar as fases iniciais da cicatrização da ferida. A maioria dos pacientes com uma contagem de leucócitos de 500/mm$^3$ não têm efeitos adversos da leucopenia na cicatrização de feridas cirúrgicas. A anemia crónica também tem pouco efeito sobre a cicatrização de feridas cirúrgicas. Os efeitos da quimioterapia directamente na cicatrização de feridas dependem da dose e do momento da administração da droga. Foi relatada uma elevada incidência de complicações de feridas em mulheres submetidas a mastectomia após quimioterapia e radioterapia pré-operatórias.

### Síndrome de lise tumoral

Em tumores muito grandes e cancros com uma contagem elevada de glóbulos brancos, tais como linfomas, teratomas e algumas leucemias, alguns doentes desenvolvem uma síndrome de lise tumoral com destruição rápida das células cancerosas causando a libertação de conteúdos intracelulares no sangue. Níveis elevados de ácido úrico, potássio e fosfato são encontrados no sangue. Níveis elevados de fosfato causam hipoparatiroidismo secundário, o que leva a baixos níveis de cálcio no sangue. Isto causa danos nos rins, e níveis elevados de potássio podem causar arritmias cardíacas. Embora a profilaxia esteja disponível e seja frequentemente realizada em doentes com grandes tumores, é um efeito secundário perigoso que pode levar à morte se não for tratada.

**A radioterapia** é quando a radiação é transmitida a uma área específica do corpo para tentar curar o cancro. O objectivo da radiação é destruir rapidamente as células cancerosas que se dividem, poupando as células somáticas que se dividem mais lentamente. A radiação é normalmente utilizada em conjunto com cirurgia ou quimioterapia, tornando difícil separar os efeitos resultantes de cada tratamento. A radiação pode ser fornecida por uma máquina fora do corpo (radioterapia distante) ou pode vir de material radioactivo colocado dentro do corpo (radioterapia interna, também chamada braquiterapia). O tipo de radiação utilizada depende do tipo de radiação: - Tipo de cancro - Tamanho

- Localização - A proximidade do tumor ao tecido normal - A distância que o feixe de radiação deve percorrer - Saúde geral e história médica - Outros tratamentos - Idade e outras condições

**Radioterapia por feixe externo**

Na maioria das vezes entregues como feixes de fótons (raios X ou raios gama). Radioterapia de conformidade tridimensional (3D-CRT): O tipo mais comum. Terapia de radiação de intensidade modulada (IMRT)

- A dosagem é ajustada para diferentes áreas do tumor e tecido circundante

- Poderoso software de computador calcula o número necessário de feixes e ângulos

- Objectivo: Aumentar a dose nas zonas que dela necessitam e reduzir a exposição a zonas sensíveis

- Pode reduzir o risco de alguns efeitos secundários

- Um volume maior de tecido normal é irradiado como um todo. Terapia por radiação guiada por imagem (IGRT)

- Varredura múltipla de imagens durante o tratamento.

- Pode melhorar a precisão e permitir uma redução do volume de tratamento planeado

- Redução da dose total de radiação para tecidos normais. Tomoterapia

- Tipo IMRT sob inspecção visual

- Um híbrido entre um scanner CT e uma máquina de radioterapia

- Protecção do tecido normal contra altas doses de radiação

**Radiocirurgia estereotáxica**

- Pode administrar uma ou mais doses elevadas de radiação a um pequeno tumor.

- Focalização e posicionamento extremamente precisos do tumor sob controlo visual

- Uma dose elevada de radiação pode ser administrada sem danificar excessivamente o tecido normal.

- Terapia por radiação em menos sessões

- São utilizados campos de radiação mais pequenos

- Tratar tumores fora do cérebro e da coluna vertebral - Normalmente é administrada mais do que uma dose

- Só pode tratar tumores pequenos e isolados; incluindo o cancro do pulmão e do fígado.

**Terapia com prótons**

- Dá a maior parte da sua energia no final do seu percurso (pico de Bragg) e despende menos energia ao passar com uma exposição reduzida ao tecido normal.

**Terapia de radiação interna (brachytherapy):**

*Intersticial*: utiliza uma fonte de radiação colocada no interior do tecido tumoral.

*Intracavitária*: Utiliza uma fonte colocada numa cavidade cirúrgica ou corporal.

### Radioterapia sistémica

Ingerido ou recebe uma injecção de uma substância radioactiva ou de uma substância radioactiva ligada a um anticorpo monoclonal.

Exemplos: radioiodina, ibritumomabtiuksetan (Zevalin), combinado tositumomab e iodo I 131 tositumomab (Bexar), samarium-153-lexidronam (Quadramet) e cloreto de estrôncio-89 (Metastron).

### Efeitos secundários

Depende da área do corpo tratada, da dose administrada por dia, da dose total, do estado clínico geral e de outros tratamentos.

### Aguda (precoce)

- Irritação da pele - Danos nas áreas expostas (glândulas salivares ou queda de cabelo em tratamentos de cabeça ou pescoço) - Problemas urinários (tratamento de abdómen inferior) - Fadiga - Náuseas com ou sem vómitos

- A maioria desaparece após o fim do tratamento (alguns podem ser permanentes)

### Crónico (início tardio)

- Pode ou não ocorrer

- Fibrose (substituição de tecido normal por tecido cicatrizado) - Danos intestinais - Perda de memória - Infertilidade - Segundo cancro (raro); maior naqueles tratados para o cancro na infância ou adolescência.

### Efeitos sistémicos: 1. Tracto gastrointestinal.

*Esofagite* induzida por radiação: frequentemente envolvida em radioterapia para o cancro do pulmão, especialmente quando são utilizados quimiossensibilizadores. Os sintomas desaparecem geralmente 1-3 semanas após a exposição à radiação. Sintomas: perturbações de peristaltismo, odynophagia (dor ao engolir) e disfagia.

*Enterocolite por* radiação: leva frequentemente a fibrose, levando a estrangulamentos intestinais, obstrução, fístulas com formação de abscesso, ulceração com hemorragia e má absorção.

*Enterite* aguda por radiação - área de superfície de absorção reduzida, levando a uma absorção reduzida de nutrientes e possível desidratação e desnutrição. Sintomas: diarreia, cãibras abdominais e náuseas. Enterite crónica por radiação - os sintomas não aparecem durante 6 meses a 25 anos após o tratamento e geralmente requerem um tratamento mais sério. Outros sintomas podem incluir boca seca, anorexia e estomatite (inflamação da boca).

### 2. Pulmonar

*Doença pulmonar induzida por radiação*

*Pneumonite induzida por radiação* (aguda): inflamação intersticial que reduz a quantidade de oxigénio trocado nos pulmões. Isto pode ocorrer 1-6 meses após a exposição e normalmente desaparece após 6-12 anos.

Sintomas: tosse seca com dispneia em exercício, ou pode progredir para uma tosse grave com dispneia em repouso.

*Fibrose por* radiação (crónica): progressiva e ocorre vários meses após a radioterapia. Outros problemas podem incluir fístulas broncopleurais, pneumotórax, hemoptise e asma brônquica.

### 3. Cardiovascular

Doença cardíaca induzida por radiação - pode levar a pericardite, doença coronária, doença miocárdica e doença da válvula aórtica

### 4. Sistema músculo-esquelético

Envolvimento do tecido conjuntivo - alterações tardias tais como fibrose, atrofia são comuns, especialmente no colagénio - Nos ossos e membros pode causar fraqueza, discrepância no comprimento dos membros e escoliose - Pode levar a inchaço e redução da amplitude de movimento - Pode causar aderências pélvicas que levam a movimentos dolorosos e por vezes plexopatia - Sistema linfático pode causar perda de elasticidade por contratilidade dos vasos.

Embora os vasos linfáticos verdadeiros possam manter a sua forma, a fibrose no tecido circundante pode inibir o crescimento dos vasos no tecido a ser curado.

### 5. Sistema nervoso

Sintomas agudos: ocorrem durante o tratamento e incluem fadiga debilitante; podem levar à perda transitória de memória, alterações de comportamento e cognição, redução do apetite, pele seca, perda de audição, queda de cabelo e redução da salivação. Sintomas subagudos: ocorrem 1-4 meses após o tratamento e são menos comuns. A radiação da coluna cervical pode levar a mielopatia subaguda (sintoma de Lhermitte). A radiação do tronco cerebral pode levar a ataxia, nistagmo e disartria. Sintomas crónicos: ocorrem meses ou anos após a terapia e podem incluir danos cerebrais, danos vasculares resultando em doença cardíaca isquémica, ataques isquémicos transitórios, AVC ou enfarte do miocárdio.

A radionecrose é o resultado da radioterapia para todo o cérebro. Os tumores secundários podem desenvolver-se e o sistema hipotalâmico pode ser afectado. Sintomas: dores de cabeça, alterações da consciência e da personalidade, distúrbios neurológicos focais e convulsões.

Mielopatia - ocorre como resultado da radiação da medula espinal. Pode apresentar-se como síndrome de Brown-Sequard ou síndrome dos neurónios motores.

Plexopatia - resulta de danos nos plexos braquial e lombar. Os sintomas podem incluir parestesias, défices motores, linfedema e dor.

### 6. Pele

Dermatite por radiação - comum porque é utilizada na maioria dos casos de radioterapia.

**7.** Miscelânea:

*Linfedema.*

- Factores de risco: Cirurgia axilar/radioterapia. Volume da cirurgia local. Exposição local à radiação. Atraso na cicatrização de feridas. Tumor causador de obstrução linfática.

*Síndrome de fibrose por radiação.* Esclerose fibrosa progressiva dos tecidos como resultado da radioterapia. Afecta muitos tipos diferentes de tecido, incluindo pele, músculo, ligamentos, tendões, nervos, coração, pulmão, gastrointestinal, tracto geniturinário e osso; para que uma estrutura seja considerada afectada por esta síndrome, deve estar dentro do campo de radiação ou ter tendões, inervação neurovascular ou fluxo linfático a atravessar a área.

A interacção entre o anestesista e o doente com cancro começa com uma visita pré-operatória para cirurgia.

Os objectivos de uma tal visita pré-operatória podem ser os seguintes

1. optimizar o estado físico do paciente.

2. Avaliar o impacto do cancro e dos tratamentos oncológicos (quimioterapia, radioterapia e cirurgia) sobre o paciente.

O papel do anestesista no exame pré-operatório e na preparação do paciente cirúrgico é a gestão intra-operatória e pós-operatória. Isto começa com uma história completa e um exame físico. Deve ser individualizado de acordo com comorbidades tais como doença pulmonar obstrutiva crónica (DPOC), bronquite, hipertensão arterial, doença coronária e diabetes mellitus. A escolha do tratamento perioperatório deve basear-se não só na idade, mas também no estado geral do paciente.

O exame pré-operatório deve incluir um historial de tabagismo, abuso de álcool e problemas respiratórios.
Os sistemas respiratório, respiratório, cardiovascular, renal, neurológico e hepático precisam de ser cuidadosamente avaliados.

Os anestesistas devem recolher uma anamnese adequada relacionada com a cirurgia e anestesia anteriores, uma vez que isto pode afectar a gestão pós-cirúrgica.

**Investigações:**

Testes clínicos de rotina, tais como - CBC, - Urinálise, - Electrólitos séricos, - Níveis de açúcar no sangue, - LFT - RFT - BUN, S. creatinina - Testes de função pulmonar, - Análise de gases sanguíneos arteriais, - Raio-X torácico e ECG. - ECHO está incluído em todos os pacientes que receberam quimioterapia para avaliar a função do VE e anomalias regionais do movimento da parede, e para obter outras informações relacionadas com o coração.

O tratamento anterior do cancro (cirurgia, radioterapia, quimioterapia) pode afectar a gestão da anestesia. A quimioterapia é frequentemente utilizada para melhorar a resposta das células cancerosas à radioterapia, mas pode ter efeitos adversos, dependendo dos agentes específicos utilizados, da dose cumulativa e da toxicidade do medicamento. Os mais comuns são a toxicidade pulmonar e cardíaca. Os agentes quimioterápicos comummente utilizados são cisplatina, fluorouracil, metotrexato, carboplatina e paclitaxel. O metotrexato, paclitaxel e docetaxel causam mielossupressão levando à trombocitopenia e neutropenia. O paclitaxel e o carboplatina podem causar uma redução de mais de 20% na difusividade do monóxido de carbono, que pode persistir durante cinco meses após a quimioterapia. Reckzen et al. descreveram pneumonia intersticial em pacientes que recebem paclitaxel em combinação com radioterapia devido a linfocitopenia. A toxicidade gastrointestinal que conduz à mucosite oral, diarreia, perda de peso e desequilíbrio electrolítico pode ocorrer com o metotrexato. A cisplatina e o docetaxel podem causar danos no sistema nervoso central.

**Problemas cardíacos:**

Os agentes quimioterápicos podem causar contratilidade cardíaca reduzida, arritmias (antibióticos antraciclina), cardiomiopatia (antraciclina), danos no tecido miocárdico (ciclofosfamida), fibrose endocárdica (busulfan) e prolongamento do intervalo QT (doxorubicina). As manifestações clínicas incluem pericardite, insuficiência cardíaca congestiva, dores torácicas isquémicas e síndromes de arritmia. O ECG pode mostrar diminuição das tensões complexas QRS, o intervalo de tempo sistólico pode ser aumentado, e a fração de ejeção, bem como o encurtamento fracionário pode ser diminuído. A insuficiência cardíaca congestiva é tratada com diuréticos, glicosídeos e oxigénio. Huttman e colegas mostraram que o tratamento antraciclínico anterior pode aumentar o efeito supressor dos anestésicos mesmo em pessoas com função cardíaca saudável em repouso.

A radioterapia provoca fibrose endocárdica e miocárdica dose-dependente, que pode levar a uma cardiomiopatia restritiva. O anestesista deve estar consciente de que diferentes terapias do cancro podem causar patologia em pacientes com coração normal ou exacerbar problemas cardíacos pré-existentes.

A monitorização operatória e pós-operatória deve incluir ECG, diurese, pressão venosa central e, sempre que possível, pressão da artéria pulmonar e pressão de congestão em pacientes seleccionados.

**Problemas pulmonares**:

Os doentes com cancro podem ter lesões pulmonares induzidas pelo tratamento, que se podem manifestar como edema pulmonar não cardiogénico, pneumonite crónica e fibrose. Como estes doentes são imunocomprometidos, são mais propensos a infecção secundária, afectando frequentemente os pulmões.

Pneumonite e fibrose pulmonar podem ser causadas por muitos agentes quimioterápicos.

Um historial ou sintomas sugestivos de dispneia durante o exercício ou falta de ar em repouso deve alertar o médico. Para além das radiografias ao tórax, é necessária uma gasometria arterial. Os testes de função pulmonar, incluindo os gases do sangue arterial, espirometria, precisam de avaliar a capacidade de difusão. Os resultados compatíveis com a fibrose intersticial incluem: aumento do gradiente alveolar-arterial, doença pulmonar restritiva e redução da capacidade de difusão. Os doentes que recebem terapia com bleomicina não devem receber altas concentrações de oxigénio em doses elevadas e a infusão restritiva deve ser preferida tanto durante como após a cirurgia. O apoio à ventilação deve ser esperado no período pós-operatório.

**Outros problemas**:

A imunossupressão ocorre com todos os agentes alquilantes. Deve ser dada muita atenção à assepsia no período perioperatório. Em doentes com cancro, podem ocorrer perturbações metabólicas induzidas por tumores ou destruição de tumores por terapia antitumoral. A síndrome de lise tumoral é uma complicação conhecida associada ao cancro. Assim, os electrólitos séricos devem ser incluídos no painel de estudo. Os locais comuns da metástase do cancro são o fígado, pulmões, cérebro, coluna vertebral e ossos. Estes podem causar sintomas específicos do local, pelo que a avaliação sistémica deve incluir estes locais.

A Hepatotoxicidade pode ocorrer com a maioria dos medicamentos anticancerígenos. Busulfan, metotrexato,
cisplatina e outros, que podem causar nefrotoxicidade, não devem ser administrados.

O estado nutricional e a nutrição pré-operatória é outro problema. Vários autores relataram desnutrição na maioria dos doentes com cancro e especialmente em doentes com vias respiratórias comprometidas no cancro da cabeça e do pescoço.          Soluções electrolíticas equilibradas tomadas na noite anterior à cirurgia ajudarão a manter um fluxo sanguíneo renal óptimo e uma filtração glomerular.

Os medicamentos potencialmente nefrotóxicos devem ser evitados. Os efeitos da ciclofosfamida, um inibidor da pseudo-colinesterase, podem persistir durante 3-4 semanas após o fim da sua utilização, e existe um risco reconhecido devido à interacção da droga com o suxametónio (um miorelaxante despolarizante que é metabolizado pela pseudo-colinesterase), causando um risco de apneia pós-operatória prolongada. A toxicidade para o sistema nervoso central e autonómico e a ocorrência de neuropatias periféricas pode ocorrer com vincristina, cisplatina e outras. A anestesia regional está, portanto, também contra-indicada. As condições sensoriais pré-operatórias e os défices neurológicos devem ser documentados. Os efeitos anti-colinesterase dos agentes alquilantes são significativos. A dosagem reduzida de succinilcolina é indicada para prevenir a depressão respiratória prolongada.

A inibição da monoamina oxidase pode ocorrer com a administração de procarbazina. Devido aos efeitos sinérgicos dos barbitúricos, anti-histamínicos, fenotiazinas, narcóticos e tricíclicos, os antidepressivos devem ser utilizados com precaução. A diarréia é um efeito secundário de muitos medicamentos anti-cancerígenos. Os electrólitos séricos e os distúrbios voláteis devem ser corrigidos no pré-operatório, bem como no período pós-operatório. No pré-operatório, os doentes podem ter níveis elevados de ansiedade e nervosismo e deve ser recomendada uma pré-medicação apropriada. A sedação excessiva deve ser evitada durante a pré-medicação em pacientes idosos, especialmente aqueles com lesões na cabeça e pescoço com obstrução antecipada das vias aéreas.

**Problemas das vias respiratórias**: Os problemas das vias respiratórias são de importância primordial em doentes com cancro da cabeça e do pescoço. Apresentam frequentemente dificuldades na sala de operações, dificultando a ventilação com máscara e a intubação traqueal. Existem certos indicadores pré-operatórios que ajudam a prever a potencial obstrução das vias aéreas, tais como alterações de voz, historial de dispneia, disfagia, intolerância ao exercício, irradiação da cabeça e pescoço e cirurgia prévia da cabeça e pescoço, perianestesia, dificuldades respiratórias e de inchaço, inchaço da laringe e faringe. Um historial de respiração laborativa na posição supina, mas não na lateral ou estômago, pode indicar uma massa na faringe, pescoço, ou mediastino anterior. A anestesia em tal paciente pode levar a obstrução grave das vias respiratórias. As pessoas com estridor devem ter uma laringoscopia e broncoscopia para avaliar as vias respiratórias. Uma voz grosseira e rouca indica um tumor de fenda vocal; uma voz abafada indica um tumor supraglótico. A história de ronco e apneia do sono pode indicar a presença de uma massa tumoral. Deve ser recolhida informação sobre a duração, causa provável na posição que exacerba o estridor. A presença de sibilo, cianose, retracção do peito, e inchaço do nariz também deve ser considerada.

A radioterapia resulta frequentemente na restrição dos movimentos da mandíbula, rigidez da coluna cervical fixa devido ao desenvolvimento de fibrose por radiação. Além disso, a laringe e a traqueia podem tornar-se resistentes à manipulação da pressão externa dos dedos durante a intubação traqueal. Assim, a intubação da traqueia pode ser difícil. O exame físico cuidadoso dos tecidos, especialmente entre as regiões submandibulares e hióides, pode indicar uma potencial obstrução da patência das vias aéreas. O espaço submandibular nestes doentes pode ser afectado devido à fibrose pós-radiação. Em alguns pacientes, a laringe pode aparecer anterior, apesar de uma distância submandibular normal, devido ao espaço submandibular fibrosado. A radioterapia pode também obliterar os vasos linfáticos, resultando num aumento do edema pós-operatório. Os doentes podem sofrer efeitos secundários agudos da radioterapia sob a forma de uma reacção inflamatória que leva a epidermite e mucosite oral e são propensos a infecções e hemorragias durante a manipulação respiratória. Os doentes que foram submetidos a ressecção cirúrgica de tumores podem ter uma via aérea fácil, mas o mesmo doente ao entrar para a reoperação pode causar obstrução das vias aéreas devido à distorção da anatomia das vias aéreas.

Estudos radiológicos para avaliar o estado das vias aéreas em doentes com cancro da cabeça e do pescoço, que pode ser relativamente assintomático, podem ajudar a prever uma entubação difícil. Um TAC também pode dar uma indicação de compressão traqueal, se presente. Uma comunicação clara entre o cirurgião e o anestesista é importante para uma gestão perioperatória adequada do paciente e deve ser sempre recordado que a cirurgia do cancro é urgente.

### Gestão das vias aéreas

No cancro da cabeça e do pescoço, é melhor proceder à intubação de fibra óptica na consciência sob sedação. A laringoscopia indirecta pode fornecer ao anestesista muitas informações úteis, tais como a anatomia das vias respiratórias e a localização do tumor. Os danos nos 9, 10, 12 nervos cranianos devido à invasão do tumor ou devido à ressecção cirúrgica podem predispor o paciente à aspiração ou obstrução. A indução inalatória mantendo a ventilação espontânea, em vez de indução intravenosa com relaxantes musculares, é uma opção segura. A intubação nasal é geralmente preferida para a cirurgia maxilo-facial. Vários métodos tais como a intubação guiada por fibrobroncoscopia, ventilação por jacto transtraqueal, intubação traqueal retrógrada, traqueostomia devem ser bem conhecidos dos anestesistas que trabalham com pacientes oncológicos.

### Posicionamento

As grandes cirurgias oncológicas demoram muito tempo a realizar.

Devido à longa duração da operação, o posicionamento do paciente com almofadado de ponto de pressão suave. Em tais cirurgias, os braços são normalmente colocados contra o lado do paciente, isolados, e deve ter-se o cuidado de evitar a compressão das estruturas vasculares e nervosas.

### Monitorização

Para além da monitorização de rotina, pode ser necessária uma monitorização invasiva, como a monitorização da pressão arterial e da pressão venosa, uma grande cirurgia com perda de sangue prevista ou devido a doença. As cânulas arteriais devem ser colocadas para grandes cirurgias com perda esperada de sangue e monitorização hemodinâmica. As cânulas arteriais não devem ser colocadas no mesmo braço se estiver planeada uma aba do antebraço radial. Duas cânulas de grande diâmetro ou cateterização da veia central devem ser para grandes cirurgias. A cateterização da bexiga e o controlo da temperatura são necessários.

### Gestão intra-operatória das vias aéreas

Problemas intra-operatórios das vias aéreas, tais como tubos endotraqueais dobrados e desconectados, podem ocorrer em pacientes submetidos a cirurgia de cabeça e pescoço devido à proximidade da via aérea do campo cirúrgico. A monitorização das vias aéreas deve incluir capnografia, pico de pressão inspiratória e sons respiratórios. O tubo endotraqueal e os conectores não devem dobrar-se e devem ser fixados com segurança. Sempre que possível, o circuito respiratório ligado ao tubo endotraqueal deve ser fixado à cabeça do paciente para permitir ao cirurgião reposicionar a cabeça, se necessário, sem causar extubação acidental. Deve ter-se sempre o cuidado de assegurar que o circuito de respiração não puxa o circuito de respiração para baixo.

### Manutenção da anestesia

É importante manter a temperatura corporal durante a operação. A hipotermia intra-operatória deve ser evitada. Vários métodos são utilizados para manter a temperatura corporal, tais como o aquecimento e humedecimento dos gases inspiratórios, um cobertor de ar forçado e fluidos intravenosos quentes. No final da operação, o esfregaço orofaríngeo, se utilizado em cirurgia de cabeça e pescoço, deve ser removido e a orofaringe deve ser sanitizada. Se houver edema pós-operatório envolvendo estruturas que possam potencialmente bloquear a via aérea, o paciente deve ser acompanhado de perto e a extubação pode ter de ser atrasada. A extubação pode ser tentada após o paciente estar completamente acordado e não há sinais de hemorragia e edema contínuos.

**Extubação .**

Os doentes submetidos a grandes cirurgias com perda maciça de sangue e instabilidade hemodinâmica podem necessitar de apoio ventilatório pós-operatório contínuo. Em qualquer cirurgia ao pescoço ou à cabeça e em que não seja estabelecida uma traqueostomia, o momento da extubação é crítico. Isto dependerá de vários factores, tais como o grau de edema e a deformidade resultante das vias aéreas superiores. Num paciente que tenha sido submetido a uma cirurgia de longa duração, incluindo a reconstrução de retalho livre, a traqueia pode permanecer entubada e o paciente pode ser sedado durante a noite na unidade de cuidados intensivos. Outros pacientes podem ser extubados no bloco operatório ou na ala pós-operatória quando estiverem plenamente conscientes. O equipamento para assegurar a patência das vias aéreas no início da anestesia deve estar sempre à mão e disponível também durante a extubação. O inchaço das vias aéreas e as alterações cirúrgicas na anatomia podem impedir a ventilação adequada da máscara se a obstrução aguda das vias aéreas se desenvolver após a extubação.

**Gestão da dor no cancro**

A dor pode estar directamente relacionada com a progressão do cancro ou com a terapia do cancro. Quando um doente com dores relacionadas com o cancro é admitido no bloco operatório, os anestesistas precisam de saber que tipo de dor o doente está a sentir e quanto e quais os medicamentos que o doente está a tomar. Os doentes com síndromes de dor moderada a grave controladas com opiáceos orais podem ter uma elevada tolerância a fármacos e benzodiazepinas. Os doentes com dores graves associadas ao cancro que requerem a administração de medicamentos parentéricos com ou sem adjuvante são muito difíceis de tratar na sala de operações. É crucial que estes pacientes permaneçam nos seus analgésicos. O paciente pode sofrer privação de narcóticos durante a cirurgia (hipertensão, taquicardia e sudorese). São administrados narcóticos adicionais, conforme necessário, durante a operação. A anestesia epidural pode ser considerada em pacientes submetidos a cirurgia torácica, abdominal e das extremidades inferiores.

**O impacto da anestesia na cirurgia do cancro. (https://resources.wfsahq.org/atotw/implications-of-anaesthesia-on-cancer-surgery)**

O período perioperatório é caracterizado por stress fisiológico, que pode afectar a sobrevivência das células tumorais. A resposta ao stress cirúrgico, a resposta inflamatória, os efeitos das técnicas anestésicas e dos agentes farmacológicos anestésicos são todos factores que contribuem para um estado de relativa imunossupressão no período perioperatório. Os doentes imunossuprimidos têm frequentemente níveis elevados de catecolaminas, factores de crescimento e prostaglandinas, que podem estimular a transição metastática das células cancerosas. Os danos dos tecidos locais durante a cirurgia causam inflamação, o que contribui para a libertação de citocinas como a interleucina-6 e a prostaglandina E, que normalmente inibem a actividade das células naturais assassinas que normalmente desempenham um papel importante na detecção e destruição das células cancerígenas circulantes durante a cirurgia. Vários factores perioperatórios podem levar a um estado de perfusão reduzida e a uma hipoxia localizada. A hipoxia leva a um aumento do factor-1-a (HIF1a) e do factor de crescimento endotelial vascular induzível pela hipoxia. O HIF1a promove a reparação de tecidos e a proliferação celular em células danificadas, mas pode

influenciar inadvertidamente a metástase das células cancerosas. O factor de crescimento endotelial vascular promove a angiogénese e a dilatação dos vasos linfáticos, permitindo que as células cancerosas se espalhem através dos sistemas vascular e linfático.

*Anestesia intravenosa total versus anestésicos voláteis*

Estudos recentes mostram que o método de anestesia por inalação pode ter um impacto negativo nos doentes com cancro, enquanto o a anestesia intravenosa total (TIVA) pode ser útil.

Os agentes inalatórios aumentam os factores de crescimento tumoral, tais como HIF1.e o factor de crescimento semelhante à insulina, que promovem o crescimento das células tumorais, a invasão e a migração. Em contraste, o propofol parece reduzir os níveis de HIF1.a e exibir propriedades antioxidantes e anti-inflamatórias, tornando a TIVA preferível para anestesia de manutenção em cirurgia do cancro. Infelizmente, os dados sobre os resultados clínicos da TIVA baseada em propofol em comparação com os anestésicos voláteis estão limitados a estudos de coorte retrospectivos. Até à data, não houve ensaios randomizados controlados prospectivos (RCT) comparando a TIVA e a anestesia inalatória em resultados de cancro; no entanto, alguns estão em desenvolvimento.

*Anestesia regional.* Ao longo dos últimos 20 anos, tem havido estudos contraditórios sobre os efeitos da anestesia regional nos resultados do cancro.

A anestesia regional tem várias vantagens teóricas no que respeita à recorrência do cancro. Estas incluem o controlo da dor e a possibilidade de minimizar o consumo de opiáceos, que está associado à imunossupressão, à redução da resposta ao stress à cirurgia e ao efeito imunomodulador directo dos anestésicos locais. Vários ensaios randomizados controlados não demonstraram qualquer benefício da anestesia regional em termos de recorrência ou sobrevivência ao cancro. Um grande RCT de Sessler et al. investigou o efeito da anestesia regional em doentes com cancro da mama. Mais de 2100 pacientes foram randomizados para receberem anestesia regional (bloqueio paravertebral e sedação propofol) ou anestesia inalatória com analgesia à base de opiáceos. O RCT não mostrou qualquer diferença significativa entre os dois grupos no que diz respeito à recidiva do cancro. Outro RCT de Du et al. analisou pacientes submetidos a extensa cirurgia para cancro abdominal ou torácico e não pôde mostrar uma melhoria na recorrência ou sobrevivência do cancro em pacientes que receberam uma técnica combinada de anestesia epidural e geral, em comparação com a anestesia geral apenas.

*Lidocaína (lidocaína).* Os anestésicos locais podem alterar os resultados do cancro como resultado directo do seu efeito de supressão dos receptores imunomoduladores.

O factor de crescimento epitelial, a interleucina-1, o factor de necrose tumoral alfa e o factor nuclear kappa B. podem reduzir a resposta ao stress à cirurgia e atenuar a imunossupressão associada. A literatura não é clara, com dados contraditórios relativamente à sobrevivência global e à sobrevivência sem recorrência. A lidocaína reduz a migração celular e a viabilidade do cancro em estudos laboratoriais. Estudos retrospectivos de coorte sugerem que a administração intra-operatória de lidocaína intravenosa está associada a melhores resultados de cancro; no entanto, são necessários mais estudos nesta área para proporcionar clareza.

*Transfusão de sangue.* A cirurgia do cancro pode causar perdas significativas de sangue, requerendo transfusão de sangue. Estudos laboratoriais provaram que

A transfusão de sangue causa inflamação e imunossupressão, o que pode subsequentemente contribuir para a recorrência do cancro. Estudos clínicos mostram que a transfusão de sangue perioperatória em cirurgia do cancro pode ter um efeito deletério nos resultados. Uma revisão Cochrane de 2006 envolvendo 12.000 pacientes concluiu que a transfusão de sangue estava associada a um risco de recidiva de cancro colorrectal (odds ratio 1,42; intervalo de confiança de 95% 1,20 a 1,67). Outras meta-análises confirmaram uma taxa significativa de recorrência associada ao cancro da bexiga, do estômago e da próstata. Por outro lado, os dados sobre transfusão de sangue estão actualmente limitados a meta-análises que envolvem estudos retrospectivos nos quais uma associação, mas não necessariamente uma relação causal, pode ser estabelecida.

*Opiáceos. A* analgesia opióide é geralmente utilizada para a gestão perioperatória da dor em pacientes com cancro, mas as recentes tendências e avanços em programas de recuperação acelerada encorajaram uma mudança no sentido de uma abordagem multimodal à gestão da dor. Os opiáceos poderiam teoricamente

afectam o crescimento de tumores e metástases através de uma série de mecanismos. Têm propriedades imunossupressoras, incluindo a redução de

a actividade das células assassinas naturais e dos neutrófilos, o que pode acelerar a progressão do cancro. Os opiáceos podem afectar directamente o crescimento de células cancerígenas in vitro, actuando sobre o receptor mu-opioide, que é sobreexpresso numa vasta gama de células cancerígenas, incluindo as células cancerígenas da mama, colorectal e pulmonar. A investigação clínica nesta área é limitada e não pode fornecer provas conclusivas dos efeitos deletérios da utilização perioperatória de opiáceos em doentes com cancro. Apesar da escassez de dados nesta área, é evidente que se deve procurar um equilíbrio entre os efeitos concorrentes da redução da resposta ao stress associada aos opiáceos e a progressão do cancro.

Em geral, parece prudente praticar técnicas de poupança de opiáceos sempre que possível.

*Agonistas Alfa-2.* Sabe-se que os adrenorreceptores alfa-2 perturbam a libertação de norepinefrina para atenuar a resposta simpática ao stress; contudo, até à data, há poucas provas dos efeitos dos agonistas alfa-2 na modulação do sistema imunitário e na recorrência do cancro. Os agonistas alfa-2-receptores (por exemplo, dexmedetomidina e clonidina) têm sido cada vez mais utilizados nos últimos anos para a sedação e analgesia de opiáceos. Estudos laboratoriais indicam principalmente um aumento do crescimento tumoral e metástase de agonistas alfa-2 e efeitos principalmente nocivos nas linhas celulares cancerígenas. No entanto, os potenciais efeitos de aumento do tumor dos agonistas alfa-2 precisam de ser equilibrados com opiáceos secundários e medicamentos inalados na cirurgia do cancro.

*Esteróides.* Os esteróides têm propriedades imunossupressoras conhecidas. Por conseguinte, podem afectar a capacidade do sistema imunitário de detectar e destruir células tumorais circulantes e potencialmente aumentar o risco de recorrência de tumores. Os esteróides também têm propriedades anti-inflamatórias que podem diminuir a resposta ao stress cirúrgico e reduzir os efeitos negativos a ele associados. Os esteróides são normalmente utilizados no ambiente perioperatório como anti-eméticos, anti-inflamatórios e analgésicos. Os estudos que examinam os resultados clínicos do uso de esteróides no período perioperatório limitam-se a estudos de coorte retrospectivos e dão resultados mistos, não mostrando a maioria nenhuma diferença nas taxas de sobrevivência ou de recorrência. São necessários ensaios randomizados de maior qualidade para estabelecer os benefícios ou riscos da utilização de esteróides em pacientes com cancro perioperatório. Os dados actuais sobre a utilização de esteróides em cirurgia oncológica são insuficientes para recomendar uma mudança na prática clínica actual nesta área.

*Medicamentos anti-inflamatórios não esteróides*

Uma resposta inflamatória à cirurgia está associada à recidiva do cancro, pelo que os anti-inflamatórios poderiam teoricamente inverter este efeito. Os potenciais efeitos benéficos dos medicamentos anti-inflamatórios não esteróides incluem efeitos de pulverização de opiáceos, expressão alterada do receptor do factor de crescimento epitelial e do factor nuclear kappa-B, e inibição da imunossupressão induzida pela prostaglandina. Apesar dos benefícios teóricos dos medicamentos anti-inflamatórios não esteróides, os estudos clínicos perioperatórios após a cirurgia do cancro são inconclusivos.

**Regresso ao tratamento de cancro prescrito (RIOT).**

A RIOT é um novo ponto final nos ensaios cirúrgicos oncológicos. A redução do tempo de recuperação cirúrgica permite que a RIOT seja realizada mais cedo, aumentando assim a probabilidade de sobrevivência sem recorrência. As complicações pós-operatórias, geralmente relacionadas com a técnica anestésica, podem reduzir ou prolongar a recuperação do paciente, o que pode exigir o recomeço da terapia oncológica. Hayden et al. conduziram uma TCR examinando o efeito da infiltração ropivacaína intraperitoneal na prontidão para a terapia oncológica pós-operatória. Encontraram uma redução no tempo para a

RIOT com infiltração de ropivacaína em comparação com os controlos. Este foi o primeiro RCT em anestesia oncológica usando a RIOT como principal desfecho. Embora o uso da RIOT como parâmetro nos estudos oncoanestésicos até à data seja limitado, poderia ser um parâmetro potencialmente útil no futuro.

**Literatura recomendada**

1. Buddeberg BS, Seeberger MD. Anestesia e oncologia: amigo ou inimigo? Front Oncol. 2022;12:802210.

2. Sherwin A, Wall T, Buggy DJ. Anestesia e recorrência do cancro: UpToDate; 2022. Acedido a 28 de Junho de 2022. https://www.uptodate.com/contents/anesthesia-and-cancer-recurrence#H2875951382

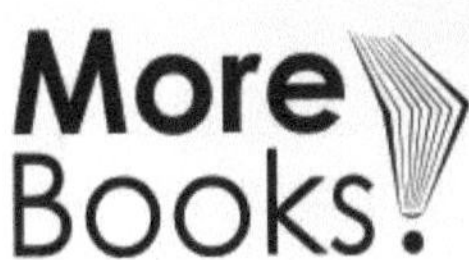

# yes
## I want morebooks!

Buy your books fast and straightforward online - at one of world's fastest growing online book stores! Environmentally sound due to Print-on-Demand technologies.

Buy your books online at
### www.morebooks.shop

Compre os seus livros mais rápido e diretamente na internet, em uma das livrarias on-line com o maior crescimento no mundo! Produção que protege o meio ambiente através das tecnologias de impressão sob demanda.

Compre os seus livros on-line em
### www.morebooks.shop

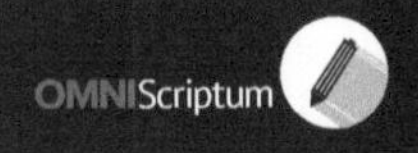

info@omniscriptum.com
www.omniscriptum.com

OMNIScriptum

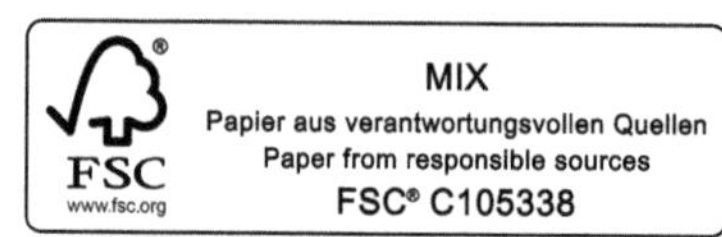

Printed by Books on Demand GmbH, Norderstedt / Germany